儿童音乐治疗
理论与实务技术

◎ 王 冰 ／著

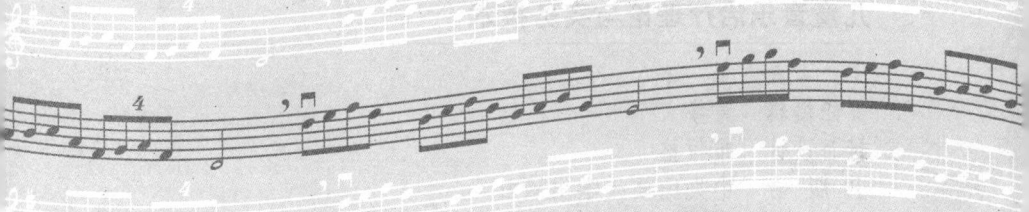

ERTONG YINYUE
ZHILIAO LILUN
YU SHIWU JISHU

中央民族大学出版社
China Minzu University Press

图书在版编目（CIP）数据

儿童音乐治疗理论与实务技术/王冰著.—北京：中央民族大学出版社，2010.7（2016.7重印）

ISBN 978-7-81108-832-8

Ⅰ.①儿… Ⅱ.①王… Ⅲ.①小儿疾病—精神障碍—音乐疗法—研究 Ⅳ.①R749.940.5

中国版本图书馆 CIP 数据核字（2010）第 090275 号

儿童音乐治疗理论与实务技术

作　　者	王　冰
责任编辑	黄修义
封面设计	布拉格
出 版 者	中央民族大学出版社
	北京市海淀区中关村南大街 27 号　邮编：100081
	电话：68472815（发行部）　传真：68932751（发行部）
	68932218（总编室）　　　68932447（办公室）
发 行 者	全国各地新华书店
印 刷 厂	北京宏伟双华印刷有限公司
开　　本	880×1230（毫米）　1/32　印张：9.25
字　　数	240 千字
版　　次	2010 年 7 月第 1 版　2016 年 7 月第 2 次印刷
书　　号	ISBN 978-7-81108-832-8
定　　价	28.00 元

版权所有　翻印必究

序　　言

　　我于1997年回国后到中央音乐学院建立了音乐治疗专业。那时候我们还没有招收本科生，而是首先招收硕士研究生。之所以这样做是因为课程安排多达12门，几乎是把我在美国学校里的课程全盘移植过来了，而我又没有精力把国外的教材都翻译成中文，因此使用的教材都是英文教材，这对本科生来说可能太难了一些（但实际上从2003年开始招收本科生，我们依然使用英文教材，而学生们居然也都"挺"过来了。看来人的潜能是巨大的）。

　　王冰是我的第一位研究生。至今我还记得她第一次找我的情景：一个可爱的小姑娘，梳着马尾巴的发型。她表示要报考音乐治疗专业的研究生。她看起来有一点害羞和紧张，但说起话来却是条理清楚。我了解到她当时的本科专业是二胡，我有一点犹豫，原因是我知道中央音乐学院表演专业的学生都是非常优秀的音乐天才，未来等待他们的应该是舞台上的鲜花和掌声，这是体现他们生命价值的平台。而音乐治疗专业的学生走出学校后，将每天面对的是疾病缠身或智力低下的病人。他们也许肢体残障、面目呆滞、智力低下、五音不全，毫无音乐天赋。这时候她将会发现，自己已经远离了从小就开始伴随自己的音乐之美的享受。她会后悔吗？我直截了当地说出了我的担心，希望回去再慎重考虑几天是否真的要放弃自己苦练了十几年的表演专业。但是她很坚决，表示已经是经过深思熟虑了，因为她更愿意去帮助那些可怜无助的人群。我知道了，我的面前站着一位内心充满了爱心的天使！在后来的日月中证实了我的想法：王冰毕业后到中央民族大学任教至今7年，一直在坚持为智力障碍儿童和孤独症儿童进行音乐治疗，风雨无阻。

　　我阅读了王冰的书稿，心里感到的是一份感动和一份骄傲。如今时代学术腐败满目皆是，有些人从未真正从事过音乐治疗的临床工作，却东拉西扯、东拼西凑，便也编出不少"专著"来。而细看一下王冰的这本书，字字浸透着实践的心血。这里没有四处抄袭过来空泛的理论，没有似懂非懂的装腔作势，有的全是实实在在的临床经验、9年来辛辛苦苦探索和积累下来的结果。除了第一、第二章节基础理论部分必然地需要引用一些国内外的论述之外，从第三章开始，全都是从自己亲身的经验和探索中总结出来的临床操作的知识和技术。其中有很多内容都是我从未思考过，甚至从未见到过的崭新的思路和观念，例如第四章《个体治疗与小组治疗》。而后面几章的内容更是凝聚着9年来总结出来的宝贵经验。在中国目前音乐治疗兴起不久，初学者急需了解临床音乐治疗到底应该如何操作的时候，这本书的出版恰恰是正逢其时。正是由于本书凝聚着个人的智慧和创造的结晶，也让它具有其他任何同类书籍不可替代的价值。

　　王冰，我为你感到骄傲！

中央音乐学院音乐治疗研究中心主任

高　天

2010.5.5

前　　言

　　为何选择音乐治疗专业？有人经常问我这个问题，而当我遇到想学音乐治疗专业的学生时，我也会问他们"你知道音乐治疗专业是做什么吗？"有些学生会摇摇头说自己并不了解，但是觉得这个专业很新鲜，将来会有发展。也有些学生说："知道啊，和心理学有关吧。"当问及他们将来成为音乐治疗师后会去哪里工作，将要面对什么样的人群时，一般都是一知半解。这种对音乐治疗专业的不了解，而直接选择此专业，对将来从事行业的心态会有很大的影响。大部分学生在选择音乐治疗专业时，都抱着美好的憧憬和好奇的心态走进了此领域。对从事音乐专业的人员来说，从华丽的舞台走向完全不同的另外一个领域，放弃了鲜花和掌声，选择面对各种各样的病患，面对智力障碍、心理障碍、生理障碍等的病人，这是一个多么大的转变！而对没有准备好的学生来说，也是相当强烈的心理冲击。

　　以我个人为例，打小学琴开始，一直从事的都是音乐表演专业，尽管有着绚丽的舞台和服饰，却一直与我的个性相悖，不喜欢舞台表演的我，却来到了多少人梦寐以求的音乐最高学府。而在大学三年级时，一次偶然的选课令我认识了音乐治疗专业。当时高天老师从美国学成归来，开设了音乐治疗选修课，聆听了高天老师对音乐治疗的介绍，我似乎找到了自己将来想要从事的专业。然而，深入的学习与泛泛的了解是不一样的。当开始学习音乐治疗专业后，因为高天老师在我们研究生学习期间浓缩了本科的课程，所以仅仅音乐治疗专业课程就达到了十几门，同时尚需阅读大量的英文文献，从事大量的临床实践。虽然课程繁重，但丰富的专业知识令我乐在其中，然而真正的困难出现在需要面对不同病患的时候。在临床实践中，我面对最多的是儿童，当我第一次去特殊教育学校的时候，看见如此多的特殊障碍儿童，我开始犹豫了，并怀疑自己选择专业的正确性。第二次的冲击是在精神病医院的临床实践时，当时我们两个同学组合每周去做实践，我因为对精神病患者的恐惧，无法单独一人进入医院做实践，必须两个人一起去面对病患，当时更多是想要完成学习任务。研究生毕业后，到了大学当老师，教了几年的理论课，却从未停止儿童领域的临床实践，同时进修了大量的心理学课程，参加了多次培训，对自己和专业也开始重新认识和审视。是啊，有过犹豫，却从未放弃过。逐渐的，我面对这些孩子的心态开始改变了，他们在我眼里不再是病患，他们只是一些更加需要帮助的孩子。虽然他们有这样那样的先天性不足，但是都保留着一份孩子的纯真，他们诚实，绝不伪善；他们依恋，绝不假饰；他们渴望着爱，有一点点的爱就那么满足。和他们在一起，我看到的是一张张可爱的笑脸，一双双渴望的眼睛，带他们游戏、唱歌、跳舞，他们那么幸福，我想这就是我从孩子们那里得到的最大收获，也是我选择并坚持音乐治疗专业的原因。

在长期的儿童音乐治疗临床实践中，我在具体操作中遇到了诸多的问题。如：怎样选择适合不同障碍儿童的音乐活动，确定不同活动的功能及意义，制定不同障碍内容的评估方法，以及使用何种音乐活动进行细项评估等，这一系列问题都有待解决。在国外，各项研究已非常成熟和系统化，以儿童音乐治疗来说，就有无数适合于不同障碍儿童治疗的歌曲、乐谱和音响。治疗师做临床实践时使用的音乐资源也非常丰富，不同的治疗流派各有成熟的评估方法和表格。本人在查阅资料时，发现台湾的儿童音乐治疗也已经非常科学系统化了。但是在内地，相关的书籍还很匮乏，导致我们在临床应用中遇到了许多困难，这也是本人写作此书的重要原因。

　　本书第五章至第七章，重点介绍了在儿童音乐治疗中所运用的方法、手段、具体案例和活动操作分析。在第八章"儿童音乐治疗评估"中，本人总结了在中国适用于障碍儿童的评估方法和音乐活动，对在儿童领域工作者，以及对儿童音乐治疗有兴趣的人士具有一定的参考和指导意义。当然，本书并不是标准，因为不同儿童障碍类型的多样化及个体的特殊性，还需要操作者根据所面临的具体问题进行具体分析及应用。同行们也可以参照此书的内容，制订出符合自己治疗所需要的活动计划及评估方式。

　　以下我要感谢我的老师们，因为有了他们的帮助和支持，才让我在儿童音乐治疗领域走到今天。首先，感谢我的硕士生导师高天老师和张鸿懿老师。感谢高天老师在专业知识上的谆谆教导，以及毕业论文的悉心指导和对本书提出的宝贵意见。感谢张鸿懿老师在研究生期间给予的大量孤独症儿童音乐治疗的临床实践和指导，引领我走上儿童音乐治疗之路。感谢中国奥尔夫协会的李妲娜老师和李燕诒老师，给予我在奥尔夫学习上多次无私的帮助，他们善良、宽厚的人格也深深影响了我。感谢中央音乐学院俞慧耕老师对我的支持和信任，她对特殊障碍儿童的爱心和无私奉献的精神，成为我坚持儿童音乐治疗的动力。

　　感谢治疗中的孩子们，是他们的天真、可爱，让我的专业变得生动而有意义，感谢家长们的配合和信任，让我能顺利完成治疗。

　　感谢我的家人，尤其是我的父母，为培养我在音乐道路上所付出的艰辛,感谢丈夫张弩先生对我专业上的支持,让我顺利完成本书。

在此,本人再次对以上人士表达深深的谢意,没有你们的帮助,我无法完成这本书的写作。

王 冰
2010年4月于北京

目　录

第一章　音乐治疗 …………………………………………（1）
　第一节　音乐与我们 ……………………………………（1）
　第二节　古代音乐治疗 …………………………………（3）
　第三节　近代音乐心理学研究 …………………………（4）
　第四节　音乐治疗的定义 ………………………………（7）
　第五节　音乐治疗应用领域和治疗对象 ………………（11）
　第六节　音乐治疗与其他学科 …………………………（12）
　　一、音乐治疗与音乐医疗 ……………………………（12）
　　二、儿童音乐治疗与音乐教育 ………………………（14）
第二章　特殊障碍儿童与音乐治疗 ………………………（21）
　第一节　音乐心理学在儿童领域的研究 ………………（21）
　第二节　特殊障碍儿童的分类及音乐治疗意义 ………（23）
　　一、智力障碍儿童和音乐治疗 ………………………（23）
　　二、学习障碍儿童和音乐治疗 ………………………（26）
　　三、视觉障碍儿童和音乐治疗 ………………………（29）
　　四、听觉障碍儿童和音乐治疗 ………………………（33）
　　五、肢体障碍儿童和音乐治疗 ………………………（36）
　　六、孤独症儿童和音乐治疗 …………………………（38）
第三章　儿童音乐治疗的主要流派 ………………………（43）
　第一节　创造式音乐治疗方法 …………………………（43）
　　一、创造式音乐治疗方法定义 ………………………（43）
　　二、适用人群 …………………………………………（45）

三、治疗模式 ……………………………………… （45）
        四、媒介和角色 …………………………………… （46）
        五、治疗理念 ……………………………………… （46）
        六、活动示例 ……………………………………… （46）
    第二节 奥尔夫音乐治疗方法 …………………………… （53）
        一、适用人群及治疗目标 ………………………… （54）
        二、治疗阶段划分 ………………………………… （54）
        三、材料运用 ……………………………………… （55）
        四、过程与步骤 …………………………………… （56）
        五、乐器 …………………………………………… （58）
        六、方法 …………………………………………… （58）
        七、活动示例 ……………………………………… （60）
    第三节 再创造式音乐治疗方法 ………………………… （62）
        一、再创造音乐治疗方法的定义 ………………… （62）
        二、再创造式音乐治疗方法的作用 ……………… （63）
        三、再创造式音乐治疗方法的内容 ……………… （63）
        四、活动示例 ……………………………………… （64）

第四章 个体治疗与小组治疗 ……………………………… （66）
    第一节 个体治疗 ………………………………………… （66）
        一、个体治疗的作用和目的 ……………………… （66）
        二、适合个体治疗的患儿 ………………………… （67）
        三、一位治疗师的治疗模式 ……………………… （69）
        四、两位治疗师的治疗模式 ……………………… （71）
        五、三位治疗师的治疗模式 ……………………… （72）
    第二节 小组治疗 ………………………………………… （73）
        一、小组的规模 …………………………………… （74）
        二、分组的原则 …………………………………… （74）
        三、不同小组的状态 ……………………………… （76）

四、小组的气质性格 …………………………………（77）
　第三节　治疗环境的设定 ………………………………（83）
第五章　音乐治疗活动分类介绍 …………………………（85）
　第一节　歌唱在治疗中的应用 …………………………（85）
　第二节　动作舞蹈在治疗中的应用 ……………………（88）
　第三节　乐器在治疗中的应用 …………………………（93）
　　一、乐器在音乐治疗中的意义 …………………………（93）
　　二、乐器的用法 …………………………………………（97）
　　三、乐器的分类及演奏方法 …………………………（100）
　第四节　音乐剧在治疗中的应用 ………………………（106）
　　一、治疗目的和过程 …………………………………（106）
　　二、活动示例 …………………………………………（109）
　第五节　图形谱在治疗中的应用 ………………………（116）
第六章　音乐治疗活动操作方法 …………………………（119）
　第一节　治疗中的音乐 …………………………………（119）
　　一、现场乐器演奏 ……………………………………（121）
　　二、播放音响方式 ……………………………………（121）
　　三、两种音乐形式的利弊 ……………………………（123）
　第二节　治疗师的音乐活动 ……………………………（123）
　　一、治疗中选择活动的问题 …………………………（123）
　　二、治疗过程的设计 …………………………………（125）
　　三、治疗中活动的方式 ………………………………（128）
第七章　音乐治疗目标活动示例 …………………………（133）
　第一节　热身活动 ………………………………………（133）
　第二节　结束的活动 ……………………………………（140）
　第三节　语言能力训练活动 ……………………………（143）
　第四节　想象力训练活动 ………………………………（149）
　第五节　肢体协调和反应能力训练活动 ………………（153）

第六节　社会交往能力训练活动 …………………（157）
第七节　认知能力训练活动 ………………………（163）
第八节　综合能力训练活动 ………………………（164）
第九节　放松训练活动 ……………………………（169）
第八章　儿童音乐治疗评估 …………………………（171）
第一节　评估的过程 ………………………………（172）
第二节　评估的音乐活动 …………………………（176）
　一、动作能力评估 ………………………………（176）
　二、交流能力评估 ………………………………（178）
　三、社会性行为评估 ……………………………（181）
　四、认知能力评估 ………………………………（183）
　五、音乐能力评估 ………………………………（187）
第三节　评估表格样例 ……………………………（190）
第九章　个案描述 ……………………………………（192）
　个案1 ……………………………………………（192）
　个案2 ……………………………………………（198）
第十章　作为音乐治疗师 ……………………………（211）
第一节　治疗师的品格 ……………………………（211）
第二节　治疗师的心态 ……………………………（212）
第三节　治疗师的要求 ……………………………（214）
　一、灵活性 ………………………………………（214）
　二、对治疗效果的分析 …………………………（216）
　三、指挥的手势 …………………………………（218）
　四、目光 …………………………………………（219）
　五、对小组的控制力 ……………………………（220）
　六、治疗中的语言 ………………………………（223）
　七、治疗师的着装 ………………………………（223）
　八、鼓励的方式 …………………………………（224）

第四节　儿童音乐治疗师的训练 ……………………（227）
　　　一、音乐类课程的学习 ………………………………（227）
　　　二、专业课程的学习 …………………………………（227）
　　　三、临床实践 …………………………………………（228）
第十一章　特殊障碍儿童父母的心态 ……………………（229）
　　第一节　特殊障碍儿童父母的心理阶段 ………………（231）
　　第二节　对特殊障碍儿童父母的建议 …………………（234）
　　　一、准时 ………………………………………………（234）
　　　二、沟通 ………………………………………………（234）
　　　三、配合 ………………………………………………（234）
　　　四、接受 ………………………………………………（235）
　　　五、孩子需要学习乐器吗 ……………………………（235）
　　　六、教导孩子正确的行为习惯 ………………………（237）
　　　七、自查 ………………………………………………（238）
附录1　评估表格 ……………………………………………（243）
附录2　奥尔夫音乐治疗方法对孤独症儿童疗效
　　　　的个案研究 …………………………………………（250）

第一章　音乐治疗

第一节　音乐与我们

音乐，每天存在我们的身边，走进商场能听到音乐，运动场所能听到音乐，打开电视机、收音机，音乐都无时无刻不存在。为了听到喜爱的音乐，我们购买各种各样的电子产品、唱片，总之，生活中不能没有音乐。有时候它似乎并不重要，没有它，生活照样继续，但总觉得缺少了什么。音乐似乎是昂贵的，高价的音乐会门票，高档的乐器产品，昂贵的培训费，在很多人眼中学习音乐很奢侈。然而音乐似乎又是廉价的，不需要太多成本同样也能享受音乐带来的快乐。早在远古时期，食不果腹、衣不蔽体的原始社会中，人类已经以简单的石器、鸟兽的肢骨，吹奏出了盘古开天的绚丽乐章。但是，音乐看不见，摸不着，也正因为如此，哲学家、音乐理论家就何谓音乐争论了几个世纪，也无法对音乐下一个真正的定义。最简单的解释是，音乐是在一定时间里组织声音的一门艺术。但究竟什么样有组织的声音可以称为音乐？什么样的不能称之为音乐？音乐美学家们一直争论不休："音乐的内容是什么？""音乐的意义是什么？""音乐是自律的还是他律的？"于是，人们通过各种途径探索音乐的奥秘。物理学家通过声音的属性分析音乐的构成，希望在实验室中得到求证。心理学家通过音乐对人产生不同的情绪体验来探究音乐。然而音乐的非语义性、非视觉性，令它充满了神秘的色彩，到目前为止，对音乐与人关系的探索也只是冰山一角。也正因如此，它给予了人们更为宽广的想象空间，人们为音乐癫狂、痴迷、哀伤、愤怒、平静、喜悦、感动……

音乐是平等的，它不分高低贵贱，几乎每个人心中都存在音乐的本能，具备感知音乐的能力。婴儿听到欢快的音乐会停止啼哭，老年人听到熟悉的音乐，能驱走孤独感。曾经有人在犯罪率高的场所播放音乐，大大降低了犯罪率。精神病人听到音乐，烦躁的情绪恢复平静。宗教音乐净化人的心灵，庙宇中吟诵的音乐令人脱离尘世的烦愁。不管你是什么样的身份、什么样的教育背景，都能感受到音乐带来的不同体验，甚至唤起我们身体上的各种反应。这些也充分说明了音乐与人的亲密关系。人类学家和民族音乐学家已经证明，无论在什么时候、什么地方，一切人类群体都可以加入到一般的艺术行为和特定的音乐行为之中[1]。

百科全书对音乐注解：音乐是存在于声音中的艺术形式，借由物体创造并为人类的耳朵带来愉悦，称为音乐[2]。音乐是声音的艺术，它的一切艺术表现都是通过声音来进行。音乐有它自身的结构规律和表现方式。虽然有各种乐派与音乐风格，但所有的音乐必须具备以下两个最基本的要素，即：音高与节奏，这也是我们将音乐从大自然的一切声响中区别于其他声音的基本条件。具备这两个元素，再简单的音符行进也可以称为音乐，如若缺乏这两点，再庞大的乐曲结构也无法称之为音乐。远古时期的人类早已深谙这一奥妙，他们敲击出纷繁变化的节奏赋予音乐灵魂，编配有序的音高赋予音乐情感，音乐也由此奏响盘古开天的盛世篇章。

梅里亚姆曾说过：音乐是人的产物，它有自己的结构，但是

---

[1] 多纳德·霍杰斯著，刘沛、任恺译：《音乐心理学手册》，第269页，湖南文艺出版社，2006年。

[2] Halsey, W. D. (1985). Colliers Encyclopedia. 9, p. 642. London: Routledge.

它的结构不能脱离产生它的人类行为而独立存在。人类行为影响着音乐音响组织的方式，黑人音乐、乡村音乐、欧洲交响乐、摇滚音乐、中国传统音乐、印度音乐等，构成了多姿多彩的音乐世界，人们从不同的音乐中获得自己所需要的养分，投入并享受其中。

也正因如此，音乐在治疗过程中才显现了意义，而它的非语义性和非视觉性也造成了音乐医疗方法在各种病症与病患中都呈现出令人惊奇的作用。

第二节　古代音乐治疗

东西方不同文化，形成了完全不同的音乐风格，但都认识到音乐对人的身心调节有着重要的作用，这种理念在几千年的文明中一直延续。

西方：起源时期的音乐，主要用于神庙祭祀、节日庆典，带有浓重的宗教色彩。在早期的苏美尔文明和埃及文明中，音乐已经在人们的生活中显示着重要的作用。西方古代的哲学家和思想家对音乐的功能作用有着不同的理解：圣奥古斯丁认为音乐具有陶冶情操的力量，影响人们的善恶取向。教会的权威人士认为，在教堂里应能听到使人们更接近上帝的音乐。罗马哲学家、作家波伊提乌认为音乐首先是一种弥漫于整个宇宙的力量，其次是控制人身心合一的要素。毕达哥拉斯认为数字对理解音乐和宇宙本身起着至关重要的作用，并依此创立了"天体音乐"的概念。哲学家柏拉图认为音乐除了能令人明辨善恶美丑外，还能对人的性格产生终生受益的深远影响。亚里士多德也认为音乐能影响人的道德观念。音乐能够直接调动人的情绪，聆听由恰当的乐器演奏的某种音乐，会帮助一个人形成与之相关的品质；反之，则会有不良的影响。①

中国：早在几千年前，中国音乐就强调"修身养性"的功能，通过音乐调理身心的和谐，推崇"适度"的音乐，反对表达激烈的情感，音乐中以"和谐"为主要审美追求。而统治阶级也深谙音乐在人们思想与精神上的作用，提出"移风易俗，莫善于乐"的统治理念。

在中国音乐中，五声调式成为中国独特的音乐风格特征，在古代，中国人就将五声调式与五行学说相互联系，从而中医学中也将五音与人体的五脏相联系，对应五音以达到治疗疾病的目的。如五音中的角、徵、宫、商、羽分别对应肝、心、脾、肺、肾。在《素问·五脏生成论》中提出"五藏之象，可以类推。五藏相音，可以意识"。宋代的文学家欧阳修曾因忧伤政事，形体消瘦，屡进药物无效，后来，每天听古曲《宫声》数次，心情逐渐从忧郁、沉闷转为开朗、愉快。金元时期的张子和则善用音乐疗法治病，如"以针下之时便杂舞，忽笛鼓应之，以致人之忧而心痛者"，意即在治疗悲伤过度的患者时，请艺人跳舞、歌唱来配合药物治疗。也有医书记载，针灸时找些善于奏乐的人吹笛鼓琴，并伴以歌唱，以转移患者的注意力。②

第三节 近代音乐心理学研究

在音乐心理学的研究中，科学家们发现音乐的不同要素对情绪反应都会产生不同的影响。Kate Henver（1936）从整体上对音乐功能中的结构因素进行研究，发现小调和大调显示出了最明确

---

① 约翰·拜利：《音乐的历史》，第14页，希望出版社，2003年。
② 邢艺凡：《音乐疗法的文献研究》，第15页，硕士研究生论文，2008年。

的结果。大调，总与快乐的心境相联系。小调总是与悲伤和梦幻的形容词相联系。稳固的节奏可以激发高贵和激昂的感觉，而流动的节奏则常常带来欢乐的感觉。简单的和声是快乐而平静的感觉，而对复杂的和声体验一般描述为激动的、激昂的或者悲伤的。Melvin Rigg（1937）得出结论：特定的旋律特点与欢乐和悲伤的情绪唤起之间的关联度，具备统计学显著性；而渴望和爱与特定的旋律特点之间的相关性则没有那么确定。[1] Nielzen 和 Cesarec（1982）研究结果显示，简单受益复杂中的结构要素与紧张—放松中的经验要素存在负相关，而简单—复杂中的结构要素与吸引—排斥中的经验要素则存在正相关。同时，作为结构要素的活泼—平静与欢乐—忧愁中的经验要素存在很强的关联度。[2]

研究身体节律的时间生物学家认为，节奏是生活的一种重要组成部分，身体节律的缺失是疾病的症候。例如，复杂的节律失调可能是孤独症、躁狂抑郁症、杂语症的表现，还可以是失语症或其他学习障碍的病症。[3]

在较早的研究中，人们就已经注意到了，相比大三和弦，听小三和弦更易引起反应次数的增加。Tarchanoff（1984）证明了音乐对皮腺活动的效应；Warthin（1894）提出了在催眠状态下，欣赏钢琴音乐与心率加速之间的关系；Mentz（1895）探讨了在欣赏简单的声音和音乐选段时，循环和呼吸的系统变化。[4] 大量研

---

[1] 多纳德·霍杰斯著，刘沛、任恺译：《音乐心理学手册》，第332页，湖南文艺出版社，2006年。

[2] Nielzen, S., and Z. Cesarec. 1982. Emotional experience of music as a function of musical structure. Psychology of Music 10, no.2: 7–17.

[3] Wehr, 12 1982. Circadian rhythm disturbances in depression and mania. In *Rhythmic Sspects of Behavior*, eds. E Brown and R. Graeber, 399–428. Hillsdale, NJ: Lawrence Erlbaum Associates.

[4] 多纳德·霍杰斯著，刘沛、任恺译：《音乐心理学手册》，第367页，湖南文艺出版社，2006年。

究也表明音乐和声音刺激对心率、呼吸、血压、肌肉活动、瞳孔扩大、消化系统、脑波等变化都有着明显的效应。

另外，有研究证明虽然人们遭受不同的障碍损伤，但在音乐能力上却都没有损伤。一位77岁的风琴弹奏者，2岁时就失明了，颞部和次顶骨页受到过损伤，患有盲文失读症和失写症，但他能演奏风琴、作曲，还能阅读音乐盲文。[①] 另一位也是77岁的作曲家，左枕骨页受到损伤，患有严重的失读症（阅读障碍），但没有失语症或写作问题，还能阅读音乐并作曲（Judd, Gardner, and Geschwind, 1983）。研究者还发现，在24位患有Broca失语症的病人中，有21位病人依然还能唱歌。[②]

几乎所有的音乐治疗师可以证实在失明、耳聋、情绪紊乱、深度智障或任何受到疾病折磨的患者中（例如，阿尔茨海默病、帕金森氏病、学者症候群）音乐能力依然存在。[③]

以上这些研究都推动了音乐治疗学科的产生和发展，成为20世纪新兴发展的一门学科。但奇怪的是，音乐治疗在两种经济发达程度完全不同的地域被人们熟知，也发挥着重要的作用，即发达国家和原始部落地区。而在发展中国家中，音乐治疗还远远未被人们所认识。发达国家中，以美国为首，从20世纪40年代开设音乐治疗专业培训项目开始，到20世纪末注册的音乐治疗师就已近4000人。在60年的发展中，不仅是服务领域的不断扩大，

[①] Signoret, J., P. Van Beckhout, M. Poncet, and P. Castaigne. 1987. Aphasia without amusia in a blind organist and composer: Verbal alexia and agraphia without musical alexia and agraphia in Braille. *Revue Neurologique* 143, no. 3: 172-181

[②] Yamadori, A., Y. Osumi, S. Masuhara, and M. Okubo. 1977. Preservation if singing in Broca's aphasia. *Journal of Neurology*, Neurosurgery, and Psychiatry 40, no. 3: 221-224

[③] 多纳德·霍杰斯著，刘沛、任恺译：《音乐心理学手册》，第273页，湖南文艺出版社，2006年。

研究领域也逐渐深入，创办了音乐治疗专业刊物，出版了多篇研究性论文。而在一些原始部落中，音乐治疗师的身份实际上是巫医术士。在医术并不发达的情况下，人们更多相信疾病是魔鬼在作祟，同时也相信音乐能驱除魔鬼。古代的巫医无论是医生还是音乐家，在治疗时，他们应用音乐给自己增添了一种神秘感，也让人们看到了音乐对疾病的神奇作用。巫医把音乐作为安抚病人心灵的一种手段，对病人药物治疗的同时，给予心理上的支持，让他们快速地从疾病中恢复健康。从原始部落地区到发达国家，跨度如此之大，人们对自然的诠释有着完全不同的理念，生活方式也相差甚远，对音乐却有着共同的理解，即相信音乐对人们的心灵具有强大的作用。虽然现在发达国家的音乐治疗专业已经科学化和系统化，但音乐对疾病的神奇表现，还有很多是科学技术所无法解释的现象。或许，人类社会不断进步，在探索了一个个宇宙奥秘的时候，最终会发现，我们还要回归到心灵自由的原始状态，回到我们的起点，重新再去审视自然、万物、社会、自我。

第四节 音乐治疗的定义

在现代社会，当有人听到"音乐治疗"这个专业术语时，几乎没有人不表现出兴趣。他们会好奇地提出一连串的问题，"音乐治疗？用音乐来治疗？你是医生吗？用音乐怎么治疗？可以治什么病？是不是有专门的音乐可以治疗疾病？市场上可以买到治病的音乐吗？有什么音乐是治××病的吗？现在哪里有这样的诊所？你们在哪里上班？"这就是中国现今音乐治疗的处境。所有的人都知道音乐，了解音乐，喜爱音乐，音乐无处不在，但是很少有人将音乐与治疗联系在一起。治疗似乎都是药物、手术刀的事情，音乐怎么能用来治疗呢？太神奇了！我们都知道有时候听音乐可以让我们变得身心愉悦、心情放松，但我们生病了，第一反应是去医院找大夫，而不会选择听音乐。而医院的大夫给病人开的药方里也从来不会有音乐！所以一旦人们听到音乐治疗，第一反应是这种大夫和普通的大夫不一样，开的药方是音乐，音乐居然可以当做药，太有趣了！人们对药物的惯性思维是，什么药治什么病。那么什么音乐治什么病呢？上哪里能买到这样的音乐来治病？大家都知道普通医院里没有音乐治疗师，那这样的治疗师在哪里上班？我生病了是否也可以尝试一下音乐治疗呢？一连串的问题背后，都反映了一个事实，音乐治疗仅仅是一个新兴专业，无论在市场和专业领域还未被大多数人了解和认识。而大部分人的好奇心也就是一时的，他们不会从此开始认真地关注这个学科。身体不舒服了，去医院找大夫，心理不舒畅了，去找心理医生，没有人胃痛了，第一反应会去找音乐治疗师。痛苦、悲伤了，需要治疗的话，会去找心理医生，音乐治疗或许可以，但是上哪里去找音乐治疗师呢？

1985年成立的世界音乐治疗联盟，是以欧洲各地为主要发展的音乐治疗组织，将音乐治疗定义为：Music therapy is the use of music and/or its musical elements (sound, rhythm, melody, and harmony) by a qualified music therapist, with a client or group, in a process designed to facilitate and promote communication, relationships, learning, mobilization, expression, organization and other relevant therapeutic objectives in order to meet physical, emotional, mental, social and cognitive needs. Music therapy aims to develop potentials and/or restore functions of the individual so that he or she can prevention, rehabilitation or treatment. [①]

---

① 张乃文：《儿童音乐治疗》，第33页，（台北）心理出版社，2007年。

以上定义指出：音乐治疗专业是指，音乐治疗师应用音乐的各个元素（声音、节奏、旋律、和声），针对个体或集体进行一系列设计，帮助提高交流、人际关系、认知、肢体律动、表达、组织能力，以及达到其他身体、情绪、精神、社会、认知需要的目标。同时音乐治疗目的也是发展和保存个人的功能，帮助他（她）预防、恢复和治疗。

另外，美国音乐治疗协会，于1998年对音乐治疗重新定义：Music therapy is an allied health profession in which music is used within a therapeutic relationship to address physical, psychological, cognitive, and social needs of individuals. After assessing the strengths and needs of each client, the qualified music therapist provides the indicated treatment including creating, singing, moving to, and/or listening to music. Though musical involvement in the therapeutic context, the client's abilities are strengthened and transferred to other areas of his or her life. Music therapy also provides avenues for communication that can be helpful to those who find it difficult to express themselves in words. Research in the music therapy profession supports the effectiveness of music therapy in area such as facilitating movement and overall physical rehabilitation, motivation people to cope with treatment, providing emotional support for clients and their families, and providing an outlet for the expression of feelings.[1]

此定义解释：音乐治疗是一种和健康相关的职业。在治疗中，音乐被用来帮助个体的肢体、心理、认知，满足社会的需求。音乐治疗师在评估了每个患者的情况后，根据他们的需要提供一系列有针对性的治疗方法，包括音乐创造、唱歌、肢体律动及聆听音乐。虽然治疗中以音乐内容为主，但病人的能力得到增

---

[1] 张乃文：《儿童音乐治疗》，第32页，（台北）心理出版社，2007年。

强后会泛化到其他生活领域。音乐治疗也帮助那些语言表达有困难的人，提高他们的交流能力。在音乐治疗的研究领域里，支持并验证了音乐治疗在许多方面的有效性，例如，促进肢体动作能力，全面的身体康复，激发人们积极面对治疗，对病人和家庭给予情绪上的支持，并提供情感表达的途径。

以上定义明确了音乐治疗是与人类健康相关的一种职业。对音乐治疗涉及的领域也有了明确的规定，同时介绍了音乐治疗中所使用的各种方法。而作为一个学科，音乐治疗的研究在许多领域也取得了成果。

必须强调的是，在以上定义中提到的音乐治疗师是指经过系统学习和训练，取得了资格证的治疗师。在美国，有专门对音乐治疗师进行考试和资格认定的机构，只有通过考试者，才有资格称为音乐治疗师。这样的资格认定既保护了音乐治疗行业，也保护了患者。在20世纪末，美国已经有将近4000名的音乐治疗师。但是在发展中国家，音乐治疗师还为数太少。在中国近30年的音乐治疗发展中，在实施音乐疗法时多采用让患者聆听音乐的方法，单一的手段，既限制了音乐疗法的应用领域，也容易造成人们对音乐疗法认识的误区，认为音乐疗法如同"开药方"一般，不同的疾病有不同的治疗音乐。而在以上的定义中已经提到了，歌唱、肢体律动等都是音乐治疗的方法手段。我个人认为应该更为宽泛一些，凡是和音乐有关的所有手段，只要是对患者有益的，都可以应用在音乐治疗中。因此，一名合格的音乐治疗师不仅要熟练掌握音乐技能，具备较高的音乐审美能力，还要有较为全面的知识结构，如心理学知识、生理学知识，等等。这些能力的完善并不是掌握其中一方面的课程就可以的，由此音乐治疗专业也在一定程度上，限定了一部分没有专业音乐知识和技能的人员从事该职业。

第五节　音乐治疗应用领域和治疗对象

在近代社会中，由于社会压力增大，音乐治疗可以帮助健康的群体进行减压、情绪疏导等放松治疗，但主要治疗对象为有身体或心理障碍的患者，音乐治疗的应用范围包括以下领域。

儿童领域：不同的精神发展迟缓、孤独症、学习障碍、脑瘫患儿及各种生理障碍儿童，如关节病、截肢、小儿麻痹、畸形足等。

成年人领域：精神分裂症、神经症、抑郁症等。

老年人领域：老年痴呆症、阿尔茨海默症、临终关怀、老年抑郁症、帕金森综合症等。

音乐治疗也同样应用于综合医院，外科手术、口腔科、妇产科等，音乐都可以起到辅助治疗的作用。

实际上音乐治疗可以应用在任何年龄段，从母体孕育胎儿开始到生命临终关怀，任何群体都可以接受音乐治疗。随着学科发展的成熟，音乐治疗所涉及的应用领域也越为广泛。而现今社会越来越关注精神心理健康，音乐治疗师开始在吸毒、艾滋病、监狱、化疗、正常人心理治疗等领域工作。国外音乐治疗的发展已经较为成熟，尤其是在美国，音乐治疗师的工作地点分别在综合医院、特殊教育机构、普通学校、私人诊所、康复中心、疗养院、精神病医院、监狱等场所。在中国，如若说正式进行音乐治疗的地点，主要为音乐心理健康中心、戒毒中心、精神病医院等。相对来说，开展的领域远远少于美国，但这也让我们看到了音乐治疗在中国广阔的发展前景，相信在正规音乐治疗师队伍逐渐壮大的情况下，音乐治疗在中国也会迅速地发展。

第六节 音乐治疗与其他学科

一、音乐治疗与音乐医疗

自音乐治疗学科在 20 世纪 80 年代发展以来，音乐界和医学界的一些人士在音乐治疗的临床应用和学科建设上进行了积极的探索。但也因为学科的理论基础薄弱，音乐治疗在临床应用和研究上都出现了诸多问题。在大量的临床医学中，有许多应用音乐帮助缓解患者病痛、稳定情绪之类的研究。笔者发现，在林林总总的不同病症研究中，医学界普遍使用音乐聆听的技术手段作为主要实验方法，很多研究人员因此将其称为音乐治疗。这类方法与音乐治疗中的接受式音乐治疗方法的聆听技术确实非常相似，但其中还是有许多差别。在国外，已经明确提出了另一个与音乐治疗容易相混淆的概念，即音乐医疗（Music Medicine），我想对概念的澄清将会让我们对音乐治疗的认识更为透彻。

美国资深音乐治疗师 Cheryl Dileo 博士认为：音乐医疗主要是以被动接受性聆听已经准备好的录制性音乐（音乐可以在事前由医护人员或病人本身挑选），医护人员，如医师、护士、牙医、协助健康专业人员（但非音乐治疗师），在多种不同医疗方式或情境下使用。相关人员将音乐当做其中一种辅助附属性治疗方式之一，多半以播放音乐进行；通常针对手术前、生产前、烧烫伤病等病患之压力、不安、疼痛，提供非药物介入治疗。[①] 从以上定义可以看出音乐治疗与音乐医疗有相同之处，同时也有不同的地方。

---

① 张乃文：《儿童音乐治疗》，第 59 页，（台北）心理出版社，2007 年。

相同之处在于：一方面音乐治疗与音乐医疗都使用音乐作为主要手段帮助患者。音乐医疗使用各种类型和风格的音乐，如电子音乐、世界音乐等，在音乐治疗中同样也可以应用。另一方面相同之处在于二者涉及的治疗对象也几乎一致。音乐医疗涉及的临床领域，缓解病人在手术、分娩、烧伤、牙病等方面的疼痛、不安反应方面，同样也是音乐治疗临床应用范畴。

但音乐治疗与音乐医疗的不同之处在于：

第一，方法不同。在音乐医疗中，音乐的介入方式是已经准备好的录制性音乐，虽然这个音乐是由医护人员或患者在治疗前经过选择，但在应用中，除了播放之外，并无其他任何形式对音乐进行操作或治疗师介入的具体方法。在音乐医疗中，病患仅仅是聆听音乐。而音乐治疗在临床应用中，不断地发展，并逐渐系统化。现在主要有接受式、再创造式和即兴演奏式音乐治疗方法。每一种方法又发展出诸多的流派和手段。仅即兴演奏的治疗方法就有十几种治疗流派。接受式音乐治疗方法也有不同的形式作为治疗手段，如歌曲讨论、音乐回忆、音乐同步、音乐想象、音乐聆听等。每一位音乐治疗师在治疗过程中必须明确使用哪种方法手段帮助患者，同样的病症，不同流派治疗师使用的方法却不相同。所以，相比音乐医疗中的音乐手段，音乐治疗的方法应用更为复杂和系统化。

第二，治疗关系不同。在音乐治疗中，病患和音乐治疗师形成互动关系。以与音乐医疗技术相近的接受式音乐治疗方法中的聆听技术为例，治疗师在整个治疗过程中一直有着非常重要的作用，绝不仅仅是播放音乐而已。治疗师在给患者聆听之前需要评估患者的病情，帮助其选择合适的音乐。在患者接受音乐聆听的过程中，评价患者的状态，调整治疗手段，引导患者的积极反应等。音乐在这里是治疗师和病患之间的介入手段，真正对治疗起决定性作用的是音乐治疗师。另外，音乐治疗专业界也明确指出，在任何干预手段中如果没有音乐治疗师，不被称为是音乐治疗。而在音乐医疗中，并不一定需要音乐治疗师的介入，只是音乐和病患之间产生关系，医生或护士只是作为观察者，对整个音乐的过程仅仅是播放，没有真正意义的干预，所以和病患并不形成互动关系。

第三，在治疗中的作用不同。音乐医疗中使用音乐的手段是治疗中的辅助手段，音乐不是缓解病患病症的主要治疗方法。而在音乐治疗中，则是作为主要手段来帮助病患。如心理疾病的音乐治疗、儿童障碍的音乐治疗、老年病的音乐治疗等，音乐治疗在整个治疗过程中都是主要的治疗方法。

二、儿童音乐治疗与音乐教育

如果没有对音乐治疗之前有过了解，可能看到儿童音乐治疗的人们会以为音乐治疗活动和学校音乐教育活动没有什么区别。表面上看是如此，儿童音乐治疗活动里往往也包含音乐教育活动的各方面内容，如唱歌、肢体律动、乐器演奏、舞蹈等，似乎音乐教育里几乎所有的元素音乐治疗中也都包含，尤其是像奥尔夫音乐治疗方法，应用的手段、乐器等方面都与奥尔夫音乐教育非常相像。那么这里面的区别究竟在哪里呢？

1. 目的不同、要求不同

音乐教育的目的是提高音乐技能，掌握音乐知识。虽然学生在接受音乐教育的过程中，不仅是音乐知识的获得，而且在其他方面也能获得成长。但这并不是音乐教育所强调的，在音乐教育中，教师的主要目的是让学生掌握一定的音乐技能，提高音乐欣赏审美能力以及演奏和演唱的能力，音乐知识和技能的学习是音乐教育的主要内容。

音乐治疗的目的则是用音乐的手段去帮助有障碍的学生，让他们获得音乐以外的能力，而并非音乐的技巧。音乐学习并不是主要内容，更多的是通过音乐达到治疗的目的。如通过歌唱训练语言的能力，通过乐器演奏训练肢体协调能力等。在音乐治疗中，治疗师并不关注患者能否掌握音乐技能，更多的是关注患者的障碍行为有没有得到改善，可能经过一段时间的音乐治疗，患者的音乐技能并没有得到提高，但在治疗中某项目标已达到要求，或者有所改善，音乐治疗的目的就达到了。例如治疗师的目的是改善患者的语言能力，采用歌曲演唱作为治疗的手段，经过一段时间的治疗，患者的语言能力得到提高，但是患者在演唱时音准和节奏并无太多改善，即使这样，治疗可以说是有效的。因为提高患者的音乐能力并不是本次治疗的目标，在本次治疗中，治疗师只关注通过音乐的手段有没有改善患者的症状，只要症状得到缓解，治疗目标就达到了。所以同样是歌曲演唱，在音乐教育中更关注的是提高学生的音准、节奏、乐感等音乐方面的能力。而在音乐治疗中的歌曲演唱则是另外的目的。活动看似一样，因为目的不同，在训练时的要求就会不一样，这是音乐治疗和音乐教育最大的区别。

在音乐教育活动中，教师会更强调音乐本身，教授有关音乐的文化、历史、背记歌词、学会读谱、熟练掌握乐器演奏等。如若学生演唱一首歌曲，节奏和音准上都存在问题，教师会对学生就某一处音乐片段反复训练，直至学生达到教师的要求。乐器演奏中教师也会指导学生练习音乐的连贯性和准确性。总之，在音乐教育的学习过程中，教师会以教会学生音乐技能为目标，在教学中对学生提出要求并进行相应的训练。普及音乐教育和专业音乐教育的目的基本上是一致的，只不过在专业音乐教育的训练中，对音乐的要求会比普及音乐教育更高一些，相对更为严格。

而在音乐治疗中，治疗师对患儿音乐上的要求则大不一样。治疗师通常选择对患儿没有太多技术难度的音乐活动。选择的乐器也是以患儿简单易操作为主，如奥尔夫打击乐器等，不需要专业训练即可操作。在音乐治疗中，治疗师的任务是为患儿营造良好的音乐环境和氛围，让患儿在音乐环境中首先感受到安全和喜欢。其次，再根据治疗目标对患儿安排相应的音乐活动进行训练。在训练中，患儿可能并不能唱准音高或演奏得很准确，但是治疗师并不会因为患儿的错误而反复纠正；相反，即使患儿的演奏有时在音乐上很不熟练，治疗师也会给予鼓励。如患儿在20分钟的治疗中可能演奏的音乐片段并不完整，但治疗师更多关注他的注意力有没有改善，情绪有没有得到缓解等音乐以外的行为，即使在他20分钟的演奏中错误不少，但是他一直集中注意力，治疗师也会对患儿的行为给予肯定。记得在课上老师曾经说过他在美国时治疗过一个精神病人，非常躁狂，特别爱发脾气，几乎所有的治疗师都对他束手无策，可是他在音乐治疗中却显现了非凡的耐心，在跟随治疗师学习吉他20分钟的过程中，即使演奏得不正确，却从不发脾气。从治疗开始到结束，患者的吉他演奏水平几乎没有什么进展，但却开始变得有耐心了。这名患者的演奏从音乐教育的要求来看是失败的，但是在音乐治疗中，他却是成功的。因为治疗师对患者的要求并不是音乐演奏的效果，而是观察他在音乐演奏中的反应，音乐能力不一定得到提高，但是只要行为得到改变，治疗就有效。因此，音乐治疗和音乐教育目的的不同，导致在活动进行过程中的要求也不同。

2. 选择的活动和应用场所

音乐教育一般应用于主流的音乐教室，学生们在课堂上学习音乐知识。而音乐治疗的场所则并不固定，有医院、特殊教育机构、学校、康复中心等。因为之前所说的音乐治疗和音乐教育的目的不同，所以音乐教师与音乐治疗师在活动安排上也不一样。音乐教师考虑到学生学习音乐的进度，有正式的教材，对学生进行循序渐进的按照教学进度来教授音乐课程。然而音乐治疗并没有具体的音乐教材，治疗师所采用的音乐活动可能是音乐教材上的，也可能不是。在 Robbins 的即兴演奏音乐治疗方法中则完全是即兴音乐，他根据自己的即兴音乐逐渐形成一套治疗方法，编写了诸多在治疗中应用的歌曲出版成集。但这也只是治疗师可选择内容之一而已，并不是必须选取曲集中的乐曲作为治疗中的活动。音乐治疗师所选择的音乐活动完全是根据不同的患者来决定，如患者很喜欢安静的乐曲，治疗师在治疗中就必须考虑到这个特点，选择的音乐以平静的为主；如若患者喜欢敲打乐器，治疗师则要考虑到活动中选择乐器演奏作为治疗的手段。如若是位年龄较长的患者，治疗师选择的音乐则要考虑患者生活的时代背景。总之，音乐治疗中，治疗师要完全以患者为中心，患者在音乐治疗中首先应该是喜欢的、积极的、主动的，其次才能进行治疗干预，任何强迫手段都不是音乐治疗所采用的。

3. 关系不同

在音乐教育中，教师传授学生音乐知识，教授音乐技能，执行者和被执行者之间形成的是师生关系，而在音乐治疗中，执行者和被执行者之间形成的是治疗师和病患者的关系。在音乐教育的师生关系中，教师主要指导学生学习并帮助学生解决在学习中的难题。而在音乐治疗中，治疗师和病患者的关系更深一层，他的主要目的是治疗病患的症状，而非仅限于帮助病患者学习音乐知识和技能。所以，治疗师和病患之间形成的关系更为紧密，病患也更容易对治疗师形成强烈的依恋情感。在音乐治疗中，治疗师与病患如若分离，则需要安排在治疗计划中，给予病患一定的心理准备，进行一些告别的仪式活动。在我早期治疗的小组中，曾经有一次我没有与孩子们进行告别而中断治疗，孩子们的情感受到了很大的伤害，也让我知道了治疗后期与病患进行告别的重要性。

4. 面对群体的不同

音乐教育和音乐治疗在面对群体上有相似性，从年龄上看，音乐教育和音乐治疗的范围中同样包括儿童、青少年、成人、老年。但音乐教育的目的因为是学习音乐，所以基本上以健康人群为主，接受音乐教育的人们也仅仅以学习音乐为目的。而音乐治疗的目的是帮助病患减少障碍，恢复健康，能参与社会性的活动。因此，接受治疗的必定是特殊障碍的群体，仅儿童领域就有多动症患儿、孤独症儿童、智力障碍儿童、身体残疾儿童（包括脑损伤、小儿麻痹、畸形足、听力受损等），音乐治疗通过改善患者的行为，缓解患者的症状，让患者最大可能参与社会性活动。

在音乐教育中教师面对学生，以集体为多，教师考虑到大多数学生的进度而安排教学活动。但是在儿童音乐治疗中，大部分以个体治疗为主，小组治疗的人数也以5—8人为宜。在个案治疗中，治疗师安排活动须充分考虑患者的个体特殊性。因为即使是同样症状的患儿，因音乐能力和音乐爱好取向不同，治疗师在选择活动时也要因人而异。如同样是孤独症患儿，就可能在治疗中表现完全不同。我曾经治疗过一位患儿症状较为严重，无意义语言非常多，刻板行为也非常明显，交往性语言几乎没有，不喜欢唱歌，但是非常喜欢弹钢琴，在治疗前他并未接触过钢琴，但是却能在第一次触摸钢琴的时候就找到调性并进行转调，在钢琴的演奏上显示了超乎寻常的天赋。因此，我在针对这名患儿的治疗中，经常让患儿在钢琴上进行演奏。而另一名孤独症患儿，他的孤独症症状较轻，对钢琴没有任何兴趣，却对打击乐器有着浓厚的兴趣，很喜欢敲钟琴，因此，治疗中我安排的活动也经常会应用到钟琴演奏。由此，治疗师因为面对各种各样不同的病患，灵活度较音乐教师高得多，在音乐选择上也有很大的不同。虽然有各种各样的音乐疗法，但是一定是最适合患者的音乐疗法即是最好的。

另一方面，音乐治疗师针对不同的病患，也要考虑不同的治疗方式。如脑瘫患儿和听力受损患儿，音乐治疗师在安排活动的时候要考虑每个病患的特殊症状，什么样的活动可以给予该患儿帮助，在治疗之前，治疗师需要详细查阅、问询孩子的诊断结果。而在音乐教育活动中，音乐教师因为面对的是健康群体，在安排音乐活动时对学生不需要考虑得如此周详。

参考文献

1. 多纳德·霍杰斯著，刘沛、任恺译：《音乐心理学手册》，第269、第332、第273页，湖南文艺出版社，2006年。

2. 邢艺凡：《音乐疗法的文献研究》，第15页，硕士研究生论文，2008年。

3. 约翰·拜利：《音乐的历史》，第14页，希望出版社，2003年。

4. 张乃文：《儿童音乐治疗》，第32页，（台北）心理出版社，2007年。

5. Condon, W. 1982. Cultural microrhythms. In *interaction rhythms*: *Periodicity in Communication Behavior*, ed. M. Davis, 53 – 77. New York: Human Sciences Press.

6. Halsey, W. D. (1985). Colliers Encyclopedia. 9, p. 642. London: Routledge.

7. Judd, T., H. Gardner, and N. Geschwind. 1983. Alexia without agraphia in a composer. Brain 106: 435 – 457.

8. Nielzen, S., and Z. Cesarec. 1982. Emotional experience of music as a function of musical structure. *Psychology of Music*10, No. 2: 7 – 17.

9. Signoret, J., P. Van Beckhout, M. Poncet, and P. Castaigne.

1987. Aphasia without amusia in a blind organist and composer: Verbal alexia and agraphia without musical alexia and agraphia in Braille. *Revue Neurologique* 143, No. 3: 172 – 181.

10. Wehr, 12 1982. Circadian rhythm disturbances in depression and mania. In *Rhythmic Sspects of Behavior*, eds. E Brown and R. Graeber, 399 – 428. Hillsdale, NJ: Lawrence Erlbaum Associates.

11. Yamadori, A., Y. Osumi, S. Masuhara, and M. Okubo. 1977. Preservation if singing in Broca's aphasia. *Journal of Neurology*, Neurosurgery, and Psychiatry 40, No. 3: 221 – 224.

第二章　特殊障碍儿童与音乐治疗

第一节　音乐心理学在儿童领域的研究

大量的证据显示，人类胎儿能觉察声音包括音乐，并对其做出反应（Annis 1978；Eccles and Robinson 1985；Friedrich 1983；Restak 1983；Shetler 1985 and 1989；Verny and Kelly 1981；Youcha 1982）。在一项早期音乐知觉的研究中，36名出生约8周的婴儿分别欣赏用钢琴演奏的摇篮曲、科普兰的钢琴奏鸣曲或电子音乐，不同类型的音乐可以对婴儿的注意行为产生影响。[1]

婴儿较成人而言，在听觉皮质中有着更多的神经联结。某一区域的损伤会导致对声音的理解和解释能力的缺失，而初级感觉辨别力却不会因此而被削弱。[2] 音乐在传达爱、情感交流、表达爱抚方面起着不可忽视的作用。6个月大的胎儿在母亲子宫里就能听到音乐，并对音乐做出反应。[3]

根据西肖尔的感觉潜能的测量实验，音乐潜能中的基本要素如：音高感、时值感、响度感和音色感是天生的，从儿童早期就

---

[1] 多纳德·霍杰斯著，刘沛、任恺译：《音乐心理学手册》，第216页，湖南文艺出版社，2006年。

[2] Grossman, S. R. 1967. A Texbook of Pphysiological Psychology. New York: Wiley and Sons.

[3] Restak, R. 1983. Newborn knowledge. In Science yearbook 1984: New illustrated encyclopedia, ed. L. Blum, 48-52. New York: Funk and Wagnalls.

显露出作用了。[1] 研究结果表明:"定期的、经常性的音乐教育对小学生的自我管理和社会适应有着显著的积极作用。"这种效应,对智障儿童表现得尤为明显。在一个应用性研究中,Allen 和 White (1966) 对 60 名智力落后的少年进行实验,实验组发现心理组和合唱组在对自我观念的测量中都有了显著的提高。[2]

另有研究结果显示,早期的音乐训练对大脑组织有着长期的影响。从小弹奏弦乐器可以引起大脑组织内部长期的变化。[3]

细致的人们在生活中也可以观察到,儿童对音乐的反应与喜爱似乎更胜于成年人,几乎很少有儿童会拒绝音乐。即使是婴儿听到欢快的音乐也会手舞足蹈,听到新奇的音响会好奇地睁大双眼,听到不协和的音响会表现出不安,听到悲伤的音乐会紧锁双眉。在还没有学会使用语言之前,他们就已经学会有选择性地聆听自己喜爱的音乐了。

大量音乐治疗实践证明,音乐可以帮助儿童达到以下目标:

1. 在音乐活动中,可以达到社会交往的目的。

2. 在音乐活动中建立自信心,治疗师帮助孩子在音乐中获得价值感和成就感。

3. 恢复肢体协调能力。在音乐中锻炼肌肉伸张能力,跟着音乐运动,可以帮助孩子恢复肢体协调感和肌肉能力。

4. 音乐帮助有语言障碍的孩子提高语言能力。在音乐中学习歌唱、歌谣等,改善孩子的语言功能。

5. 音乐帮助有听力障碍的孩子发展听觉能力,包括声音的辨

---

[1] Seashore, C. E. 1938. *Psychology of Music.* New York: McGraw-Hill.

[2] Allen, W. R., and W. F. White. 1966. Psychodramatic effects of music as a psychotherapeutic agent. *Journal of Music Therapy* 3: 69–71.

[3] Elbert, T., C. Pantev, C. Wienbruch, B. Rockstrub, and E. Taub. 1995. Increased cortical representation of the fingers of the left hand in string players. *Science* 270, no. 5234: 305–307.

别、判断和记忆等。

6. 音乐可以帮助特殊障碍孩子打发休闲时光,学会娱乐。

7. 音乐治疗涉及的儿童领域主要包括:智力障碍、学习障碍、孤独症、听力障碍、视觉障碍、肢体障碍、语言障碍,以及对正常儿童的一些行为训练都有着很好的帮助。

第二节 特殊障碍儿童的分类及音乐治疗意义

一、智力障碍儿童和音乐治疗

1. 智力障碍儿童特征

智力障碍儿童是指在发育期间智力发展显著地落后于同龄儿童的平均水平,同时在适应行为方面存在明显缺陷的儿童。所谓智能低下,就是指精神或身体,或者是两者的正常机能和生长发育有损伤的状态,有这样状态的儿童被称做智能低下儿。在早期,这些儿童被排除在学校教育的范畴之外。如今,对这些儿童有了立法,保护他们的权益,但人们的思想对这些特殊儿童的接受还有待考验。对智能低下的人,如果人人都能做到像对戴眼镜的和不戴眼镜的人同样对待,那时才可以认为智能低下儿的福利有了真正的进步。[1]

对智力障碍儿童的鉴别,目前一般采取以下三条标准:

(1)智力功能显著低下,在个别施测的标准化智力测验中,其智商 IQ 在 70 分以下。

(2)有适应行为方面的缺损或障碍,即在下列十项技能中至少有两项存在缺损或障碍:沟通、生活自理、居家生活、社会技

---

[1] 深津时吉·岸胜利著,苗淑新译:《对智能低下儿童的理解和保育——康复保育及其开展》,第86、第110页,天津教育出版社,1987年。

能、使用社区、自我管理、功能性学科技能、工作、休闲活动、健康与安全。

(3) 在18岁之前发病。[1]

除了在智力和适应行为两方面有明显的缺陷外,智力障碍儿童在认知、个性和社会性等方面还存在一定的缺陷,具体表现为:

在认知方面:

智力障碍儿童的注意力很容易分散,注意力的持续时间非常短暂,选择性注意和注意的分配均很差。由于注意力是学习活动的基本条件之一,注意力的缺陷必然会影响智力障碍儿童对知识的掌握。

感知觉速度十分缓慢,容量比同龄儿童小得多,视知觉、空间知觉和时间知觉等都不够分化。因此,所获得的信息不仅数量少,而且质量很差。

短时记忆有困难,识记的速度很缓慢,保持不牢固,再现不准确。这些缺陷与他们记忆材料缺乏目的性,不善于运用记忆策略有一定的关系。

思维发展停留在前运算或具体运算阶段,抽象概括能力非常薄弱,思维刻板,缺乏独立性和批判性。

语言发展迟缓,与同龄儿童相比,句法简单,词汇贫乏。不但言语理解有困难,而且在言语表达上经常还出现构音、声音等方面的障碍。

在个性和社会性方面:

智力障碍儿童在学习和活动中缺乏主动性和坚持性;兴趣范围狭窄且不易持久;对环境变化缺乏随机应变的能力;情感发展长期处于较低水平,情感体验不深刻,情绪不稳定,缺乏自我控

---

[1] 韦小满:《特殊儿童心理评估》,第8页,华夏出版社,2006年。

制能力；处理日常事务的能力比同龄儿童差很多。[1]

根据以上智力障碍儿童的行为特征，音乐治疗对智力障碍儿童的干预主要集中在以下五个方面：（1）发展正确的社会行为与情绪行为；（2）发展运动技能；（3）发展沟通能力；（4）发展学前能力和学习能力；（5）业余生活活动。[2]

现在，世界上的治疗理念也已经从提高智障儿童智力分数转移到提高他们的社会适应能力上。音乐治疗师 Gaston 提出，在音乐治疗中，治疗师将不仅仅关注孩子对音乐的反应，而更多关注他在小组中，与治疗师和其他成员之间的关系。音乐治疗师主要目的是改变孩子在音乐活动中的行为与他人的关系，而不是音乐能力的提高。

2. 音乐治疗对智障儿童的意义

智障儿童对于音乐的基本反应与正常孩子是一样的，音乐有它自己的特征来改变智障儿童的行为。智障儿童最大的障碍在于语言交流，他们可能只能运用有限的几个词语甚至是没有语言能力。这就让我们通过语言和他们交往有了很大的障碍，尤其是在建立人际关系方面。而 Michael-Smith（1962）说道："接触是改善人际关系中的第一步。"音乐因为是非语言的交流方式，在人与人的接触方式有着天然的优势。音乐可以帮助智障儿童达到交流的能力，获得成就感。[3]

智障人群的社会接触非常少，导致了在人际中有很多不适当的行为。而音乐中小组的参与可以调整他们的行为，音乐在一个非语言的环境中提供了小组之间的互相交流。Hutt 和 Gibby

---

[1] 韦小满：《特殊儿童心理评估》，第9页，华夏出版社，2006年。
[2] 高天：《音乐治疗导论》，第71页，世界图书出版社，2008年。
[3] Michael-Smith, H. Psychotherapy for the mentally retarded. In H. Michael-Smith and S. Kastein (Eds.), *The special child*. Seattle, Wash.: New School for the Special Child, Inc., 1962. P27-43.

(1958)强调：音乐提供了孩子在小组中成长的机会。[①]

智障儿童非常需要安全感，音乐自身的结构性和律动也给智障孩子提供了安全感，相同的音乐不停地重复多次，孩子可以有预见性，不会对未知的情况有恐惧，在音乐环境中感到安全。

另外，在音乐中获得满足感和自信心，对智障儿童来说也是非常重要的。因为缺陷，这些孩子非常缺乏成就感，在成长过程中极度没有自信心。音乐可以带给他们获得自信心的体验，因为在音乐中人们都是平等的，智障儿童在音乐中可以忽视自己的障碍，获得成就感。Gaston说：孩子们感官世界越丰富，大脑才能更好地发展。音乐不仅为普通孩子所需要，对于这些特殊障碍的孩子来说更尤为重要。

音乐最为重要的一点是提供了这些儿童一种娱乐的方式。音乐治疗师可以促使患者在闲暇时间进行音乐活动。患者参加社区音乐活动，学习演奏乐器，使他们在闲暇时间获得满足感。[②]

二、学习障碍儿童和音乐治疗

1. 学习障碍儿童特征

学习障碍是一组异质性障碍的统称，指的是因注意、记忆、知觉、推理、感觉运动协调等基本心理过程中存在一种或多种障碍，从而导致在获得和运用听、说、读、写、推理或数学运算能力方面出现明显的困难。这些障碍的原因在个体内部，可能是由于中枢神经系统功能失调所致。虽然学习障碍可能伴随着其他障碍（如感觉、智能、情绪障碍等）一同出现或受环境因素（如文化差异、教学不当等）的影响，但这些因素并不是学习障碍的直

---

① Hutt, M. L., and Gibby, R. G. *The mentally retarded child.* Boston: Allyn and Bacon, 1958.

② 高天：《音乐治疗导论》，第76页，世界图书出版社，2008年。

接原因。①

　　学习障碍一般分为学业性学习障碍和发展性学习障碍两大类。学业性学习障碍包括阅读障碍、书写障碍、计算困难等。发展性学习障碍包括注意障碍、知觉障碍、记忆障碍、思维障碍、语言障碍等。

　　学业性学习障碍儿童最显著的特征是潜在能力和学业成就之间存在较大的不一致。各科成绩或某一学科的各部分成绩之间存在很大的差异。例如，有的儿童在语文、英语、物理等科目上表现很好，而在数学上成绩落后。有的儿童在阅读方面表现很好，而在书写或拼写方面成绩落后。

　　发展性学习障碍儿童因基本心理过程的障碍不同而有不同的特征。注意障碍型儿童表现为不能把注意力分配到比较多的事情上；不能专注于有意义的事情，容易被周围的无关刺激所吸引；不能按照学习的要求转移注意力；注意力持续的时间比较短等。

　　知觉障碍型儿童中有些有视知觉障碍，表现为阅读时易跳字、漏字，书写时易左右或上下颠倒。有些有听知觉障碍，无法分辨音调和相似的声音，对声音的知觉速度比一般儿童慢。有些有触知觉障碍，辨认物体的形状有困难。还有一些儿童表现为运动迟缓，缺乏空间感和平衡感。

　　记忆障碍型儿童表现为在记忆广度、记忆速度、记忆准确性等方面都比普通儿童差；无法背诵课文，记不住电话号码，交代的事情立刻就忘；由于不善于运用记忆策略，在长时间记忆力方面也存在缺陷。

　　思维障碍型儿童主要是不善于进行分析和综合等高级的认知操作，导致在概念形成、问题解决等方面的困难。②

---

① 韦小满：《特殊儿童心理评估》，第10页，华夏出版社，2006年。
② 韦小满：《特殊儿童心理评估》，第10页，华夏出版社，2006年。

2. 音乐如何起作用

一些有学习障碍的人是相当聪明的，但是由于在阅读上有很大的障碍，会被人误认为很笨。经常这些人们会寻找别的解读世界的方式并获得成功。爱因斯坦、洛克菲勒、达·芬奇、爱迪生是四个很典型的成功例子。

学习障碍通常在孩子开始上学学习阅读和写作时才显现出来。如果说早期暴露问题的话，有可能是语言发展迟滞或者没有能力计算或推理一些概念。

不同的学习障碍与以下有关：小脑受损、大脑受损、交流障碍、诵读困难、失语症和感知觉障碍。无论是什么原因造成的学习障碍，这些学生都需要个体辅导学习，根据他们的需要来决定学习方式。①

3. 音乐治疗对学习障碍儿童的意义

大脑研究显示，在音乐上，左半脑理解节奏和语言（歌词），右半脑处理旋律。音乐显得比别的信息过程更加普遍性。哼鸣是右半脑的功能，而跟着音乐唱歌词是两边大脑的功能。演奏音乐时用耳朵听是右半脑，但读谱时使用的是左半脑。如果再加入动作舞蹈（右半脑），音乐课程可以说训练了整个大脑。这点可以使音乐成为训练有学习障碍的学生最好的学习工具，音乐有时候对大脑的训练是许多其他方式达不到的。② 一些研究人员相信当人们为了娱乐享受听音乐时，右半脑在工作，当人们分析音乐时，左半脑在工作。

---

① Lois Birkenshaw. Music for all. Gordon V. Thompson Music, Toronto Canada, 1993. P81.

② Lois Birkenshaw. Music for all. Gordon V. Thompson Music, Toronto Canada, 1993. P82.

(1) 集中注意力

学习障碍儿童很难集中一件事超过几十秒钟。在音乐活动中通过一些游戏的方式帮助他们集中注意力,延长注意力时间。

(2) 协调肢体能力和发展运动技巧

许多有学习障碍的学生对联系周围世界的感觉并不好。他们的两侧感觉、方向感、身体的想象和空间技巧显得很笨拙而且不一致。为了增加他们的自我价值感和被社会接受感,这些技巧必须提高。在音乐中跟随歌唱做律动,演奏乐器都可以为发展协调性做准备。

(3) 增进交流能力

这通常是由于不能很好地加工信息的结果,当一个孩子不能说话或者不能理解他所听到的话时,这种障碍变得明显了。儿歌和童谣是最好的素材,因为这些素材有很好的结构性和语言基础,它们都是来自孩子的世界。

(4) 情绪

有学习障碍的学生经常对事情有强烈的情绪反应,这可能是因为学习时的挫败感造成的。在音乐中,可以提供表达情绪的机会,缓解在学习中遭受的挫折感。音乐也能加强他们的社会性,与他人一起演奏音乐获得快乐和成功,能增强学习障碍学生的自信心,并获得极大的鼓舞。所以,在很多情况下音乐通常是他们能达到成功的第一件事情。[1]

三、视觉障碍儿童和音乐治疗

1. 视觉障碍儿童

视觉障碍儿童是指出于先天或后天原因导致双眼的视野缩小

---

[1] Lois Birkenshaw. Music for all. Gordon V. Thompson Music, Toronto Canada, 1993. P83 - 87.

功能丧失，经治疗或矫正后视觉功能仍不能达到正常水平的儿童。在1987年全国残疾人的抽样调查中，视力残疾（视觉障碍）分为盲和低视力两大类。

视觉是人类获取外界信息的一条非常重要的渠道，是儿童心理发展的基础。由于视力丧失或功能低下，视觉障碍儿童在心理发展的许多方面都存在一定的局限性，具体表现为：视觉障碍儿童主要靠手的触觉来认识周围的世界，由于触觉需要直接触及所要观察的事物，因此，他们对于无法直接触摸的东西（如太阳、云彩、闪电等），太大或太小的东西（如大海、电视发射塔、细菌等），易损坏或危险的东西（如眼球、滚烫的开水等）就认识不准确、不完全。部分儿童还无法获得物体的色彩、明暗及动态变化的感觉。

在思维方面，视觉障碍儿童很难形成空间概念。许多概念的形成是建立在不完整、不准确的表象基础之上的，因此，概念不准确是他们的另一个特点。

在个性和社会性方面，一部分视觉障碍儿童性格内向，不易与别人相处；大部分视觉障碍儿童的自我概念都非常消极，容易产生自卑心理。[1]

现在将视觉障碍儿童的教育目标，归纳成四点：协助学生达成良好的生活适应；协助学生发展其学习上的潜能；协助学生广泛的善用休闲时间；协助学生成为有生产能力的人。[2]

2. 音乐治疗对视觉障碍儿童的意义

大量的研究都证明了音乐对视觉障碍儿童有着非同寻常的意义。如通过弹奏钢琴可以整合听觉、运动觉、触觉的能力。跟着节奏做动作可以帮助视觉障碍儿童发展姿态的优雅和独立性。研

---

[1] 韦小满：《特殊儿童心理评估》，第12页，华夏出版社，2006年。
[2] 郭为藩：《特殊儿童心理与教育》，第135页，（台北）文景书局，1985年。

究也表明了大部分的视觉障碍儿童都对学习音乐有着浓厚的兴趣，而且可以丰富他们的休闲时间。他们因为视觉障碍而发展了敏锐的听觉和触觉，这对学习音乐都非常有利。另外，音乐活动也可以帮助他们走出自我封闭的空间，参与社会活动，成为社会中的一分子。

Haldiman（1953）概括了对视力障碍儿童的音乐课程要强调以下几点：（1）用音乐演唱来放松喉头、胸部、横膈膜的肌肉；（2）学习音乐历史和欣赏，可以让他们参与音乐会和歌剧的欣赏；（3）学习盲文音乐。[①]

在教授视觉障碍儿童时，要集中在两点上：（1）通过发展他们的自信心、主动性和合作能力，能独立生活。（2）让他们意识到自己有很多的能力适应这个世界。[②]

音乐也可以用来发展视觉障碍儿童的听觉和社会技巧，克服空间障碍。有很多的盲人音乐家，如 Jose Feliciano、Ray Charles 等在音乐领域都获得巨大成功。许多人通过音乐学习丰富了自己的生活，并创造了一座通往视觉世界的桥梁。

盲人不比普通人有更高的音乐才能，但他们也可以从早期开始训练听力，也许掌握起音乐更加容易。如果他们到了盲人的学校，也许能比看得见的人开发更多的音乐体验。在这些学校中，音乐课是很重要的。有趣的是，到这些学校的12%的学生似乎都有很好的音乐感；相反，普通人中只有千分之一的概率。[③]

[①] Haldiman, Geraldine. Music education for the Braille student in residential schools. Unpublished master's thesis, Northwestern Univer., 1953.

[②] Lois Birkenshaw. Music for all. Gordon V. Thompson Music, Toronto Canada, 1993. P58.

[③] Lois Birkenshaw. Music for all. Gordon V. Thompson Music, Toronto Canada, 1993. P57.

(1) 发展空间意识

对于有视力障碍的人来说,害怕空间是理所当然的。因为害怕跌倒。一张看不见的桌子会伤害你的腿,过马路的时候也很容易摔倒。发展空间感、发展空间意识对于有视力障碍的人来说应该在教育中占很大的一部分。音乐活动中舞蹈的练习可以发展身体意识和空间感。

(2) 认知发展

所有的人,特别是小孩子吸收大量的信息和知识都依靠眼睛。有视力障碍的人就做不到这点。虽然有视力障碍的人能力和智力与正常人没什么区别,但他们做很多事情要比正常人辛苦很多。因为任何事情都要去记忆。盲文阅读,即使是最快也只是正常人阅读速度的一半或者三分之一。因此,对于有视觉障碍的人来说,听力对于学习尤为重要。对于小孩,很多信息都可以通过歌曲获得。歌曲里几乎可以包括所有的事情——数字、颜色、星期、年月,等等。年龄较大一些的学生可以学习不同国家和历史阶段的音乐和歌曲,并且通过这些音乐掌握历史、地理和不同的社会风俗。

(3) 情绪和社会发展

对于有视力障碍的人们来说,社交上的挫败感经常给他们带来恐惧。在社会交往活动上音乐是很有效的,它能帮助有视力障碍的人与别人用积极的方式建立联系。当遇到恐惧或者是挫败时,演奏乐器和歌唱可以作为表达情绪的安全出口。

(4) 丰富闲暇时间

有视力障碍的学生应该听大量的音乐并学会对音乐有一个很好的理解。音乐可以作为闲暇时的娱乐。随着越来越多的磁带和CD,音乐也越来越容易获得。许多公共图书馆都可以借磁带,也有音乐欣赏课程磁带教你欣赏音乐。①

四、听觉障碍儿童和音乐治疗

1. 听觉障碍儿童的特征

听觉障碍儿童是指由于先天或后天原因,导致双耳不同程度的听力损失,因而听不到或听不清周围的环境声音及言语声的儿童。根据1987年全国残疾人抽样调查中制定的标准,听力残疾(听觉障碍)分为聋和重听两大类,每一类又分为两级水平。②

听觉是人类获取外界信息的另一条重要渠道,听力损失也会使听觉障碍儿童表现出与普通儿童不同的心理特征。

在记忆方面,听觉障碍儿童对直观形象的东西比较容易记住,保持和再现也比较好,而对抽象的文字材料的记忆就困难得多,并且很容易出错。

在语言方面,由于缺乏听觉经验和口语的支持,听觉障碍儿童往往不知道怎样才能把想表达的意思表达清楚。他们说出的话或写出的句子经常是不通顺、不完整的。

在思维方面,听觉障碍儿童的一个显著特点就是思维发展水平长时间地停留在前运算阶段或具体运算阶段。即使到了高中,听觉障碍儿童中也没有多少人能达到形式运算阶段的。这个特点可能与听觉障碍儿童的语言发展比较迟缓、概念形成困难有关。

在个性方面,听觉障碍儿童之间存在很大的个体差异。有不少听觉障碍儿童性格乐观、开朗、积极主动、意志坚强。不过,也有研究显示,有些听觉障碍儿童自制力很差、脾气倔强、猜忌心

---

① Lois Birkenshaw. Music for all. Gordon V. Thompson Music, Toronto Canada, 1993. P59 – 60.
② 韦小满:《特殊儿童心理评估》,第13页,华夏出版社,2006年。

强、容易对人怀有敌意、胆怯、退缩、自我封闭和自我为中心。[1]

2. 音乐治疗对听力障碍儿童的意义

很多人认为,用音乐对听力损伤的病人进行治疗是不可行的,这是由于对患儿有很多误解,认为他们对音乐没有反应,甚至听不到音乐。其实只有一小部分的聋儿是一点都听不到声音。而音乐对于听力损伤患儿来说,比听复杂的语言更好。音乐也显得更为灵活与自由,它可以根据患儿的听力损伤程度,语言能力来进行调整。Helen Keller 认为,如果视觉障碍阻碍了人与环境,那么听力障碍则阻碍了与他人之间的交流。交流是对社会认知的基础,没有交流,几乎等于与世隔绝一般。因此,在音乐治疗的临床实践方法中,都以训练听力障碍患儿的交流能力为基础,训练内容分别有:听力训练;发声训练;语言能力训练。[2]

听力训练的目的是帮助听力损伤患者尽可能达到自己听力极限。听力损伤患者要形成一种好的听觉习惯。音乐是非常好的介质,可以帮助患者训练听力。许多听力损伤的儿童,在音乐的激发下可以达到很高的听觉程度。一般听觉训练的过程很枯燥,但是音乐可以活跃训练过程。

在我们制定治疗目标之前,需要先判定患儿的听力水平。音乐治疗师 Alice 认为,首先通过音乐先测定患儿对音乐的感受和喜好,再给予制定目标。治疗中一般要达到以下目标:对声音的注意力;集中注意力区别不同的声音;认识到不同声音之间描述的对象和事件;通过声音区别距离和位置;加强对语言的理解;训练语言的发音。Alice 根据听力障碍儿童特征制定出了以下训练方法:

---

[1] 韦小满:《特殊儿童心理评估》,第13页,华夏出版社,2006年。

[2] Alice Ann Darrow, RMT-BC, music therapy in the treatment of the hearing-impaired. Music Therapy Perspectives, 1989.

(1) 注意力训练
    A. 患儿跟着音乐的开始和停止拍手；
    B. 患儿跟着音乐的开始和停止跳舞；
    C. 患儿在音乐开始时将手举起来，停止时将手放下。
(2) 集中注意力区别不同的声音
    A. 患儿用肢体表现喧闹的和轻柔的音乐的区别；
    B. 患儿用肢体表现快速的和慢速的音乐的区别；
    C. 患儿用肢体表现长音符和短音符的区别；
    D. 患儿用肢体表现散节拍和规整节奏音乐的区别；
    E. 患儿用肢体表现高音和低音的区别。
(3) 认识到不同声音之间描述的对象和事件
    A. 患儿分辨不同乐器的音色；
    B. 在歌曲中辨认歌词；
    C. 认识熟悉乐器的名字；
    D. 认识熟悉歌曲的歌词；
    E. 对别人的名字有反应。
(4) 通过声音区别距离和位置
    A. 蒙上眼睛跟着声音移动；
    B. 蒙上眼睛辨认声音的位置；
    C. 患儿确定在身边的人在何位置演奏乐器；
    D. 患儿指出声音的方向；
    E. 患儿确定身边的人在哪个位置和距离演奏乐器。
(5) 加强对语言的理解
    A. 患儿跟着歌词中演唱的指令移动；
    B. 患儿回答歌曲演唱中的问题，或填写歌词；
    C. 患儿概括民谣中讲述的故事；
    D. 患儿指出歌曲演唱中的图片；
    E. 根据歌曲中的演唱，患儿将图片排序。

(6) 训练语言的发音
  A. 患儿重复歌曲中的歌词；
  B. 患儿模仿歌曲中的旋律曲线；
  C. 让患儿在给予的调性上演唱；
  D. 患儿在给予的节奏上发声；
  E. 患儿模仿嗓音发声。

五、肢体障碍儿童和音乐治疗

1. 肢体障碍儿童特征

在肢体障碍的病症中，主要有以下六种特征：

(1) 脑性麻痹

这是一种脑神经中枢某些部位的功能瘫痪状态，病状固定而无演变，长期性而无传染性，主要造成动作机能的障碍。

(2) 小儿麻痹

多半由于幼年时期，传染性病毒侵入骨髓灰质体引起骨膜炎或骨髓炎，造成脊髓神经之损伤而引起下肢肌肉的收缩与肢骨发育障碍等状态。

(3) 先天性畸形

或称为先天残缺，为出生时或出生后不久即可觉察的畸形或残缺状态，特别是四肢方面。其造成因素很多，或是遗传因素，或是放射性危害，或药物性化学中毒，以先天性畸形足和斜颈为多。

(4) 新陈代谢失调引起的症状

由于身体无法吸收某种营养成分，导致肌肉细胞新陈代谢功能失调，长期演变而失去运动能力。如先天性肌无力，重症性肌无力。

(5) 外伤性症状

火伤、肢体切除等。

(6）传染性症状

如脊椎结核症、骨关节结核症、骨髓炎、非结核性关节炎、肌炎、骺炎等。肢体残疾不仅仅代表一种心理缺陷，同时也伴有心理适应与社会适应的困难。肢体障碍儿童在心理上有以下障碍：孤立的状态；自我的贬值；前途的忧虑；伪装的烦恼。[1]

2. 音乐治疗对肢体障碍儿童的意义

（1）演奏乐器可以增加肌肉的力量，关节运动，并发展协调性。在演奏乐器的同时，将运动和动作融合进来，对患儿进行系统化训练，音乐演奏可以成为非常好的治疗工具。[2]

（2）演奏吹管乐器和歌唱可以提高控制呼吸的能力。

（3）小组中的音乐活动可以增加这些孩子之间的人际交往能力，这些孩子因为身体的障碍很少有机会在社会上进行人际交往。音乐可以提供他们一种交流的形式，并体现社会价值。[3]

（4）正常的孩子有不同的途径释放自己的情绪，有障碍的孩子缺乏情绪释放的途径。音乐可以成为他们情绪表达的一种方式。[4]

（5）音乐表演可以让这些有障碍的孩子体验成就感，补偿他们存在的缺陷，增加自信心。在音乐演奏中的参与，也可以减少这些孩子的孤独感和无助感。[5]

---

[1] 郭为藩：《特殊儿童心理与教育》，第195页，（台北）文景书局，1985年。

[2] Denenholz, Barbara. Music as a tool of physical medicine. In E. H. Schneider (Ed.), *Music Therapy* 1958. Lawrence, Kan. : Allen Press, 1959. P67 - 86.

[3] Allen, Elizabeth P. . Let there be music. *Crippled Child*, 1955, 33, 11 - 15.

[4] Bruner, Olive P. Music to aid the handicapped child. In Esther G. Gilliland (Ed.), Music therapy 1951. Lawrence, Kan. : Allen Press, 1952. P3 - 6.

[5] Korson, Frances. Music therapy for children with muscular dysthophy. In E. T. Gaston (Ed.), *Music therapy* 1957. Lawrence, Kan. : Allen Press, 1958. P192 - 198.

六、孤独症儿童和音乐治疗

1. 孤独症儿童特征

孤独症又叫做自闭症或全面性发育障碍,是一种因神经心理功能异常而导致交流、社会交往和行为三方面同时出现严重问题的综合征。

世界卫生组织在其编写的《国际疾病分类法》(ICD—10,1992)中提出的有关孤独症儿童的鉴别标准是:

(1)交互性社会交往方面本质上的障碍,下列五项中至少要有三项:

A. 不会恰当地使用眼神、脸部表情、身体姿势和手势等肢体语言来进行社会交往。

B. 未能发展(符合其智力年龄,且有充分发展机会下的)同伴关系及和同伴彼此分享喜好的事物、活动和情绪的能力。

C. 在紧张或痛苦时极少寻求或让别人来安慰和爱抚自己,别人感到紧张或痛苦时也几乎不去安慰和爱抚别人。

D. 缺乏主动地与别人分享快乐的能力(例如,别人高兴时自己也感到高兴,自己快乐时也把别人带入快乐中)。

E. 缺乏社会情绪的交互性,对别人的沟通性行为反应有障碍或作出不恰当的反应。

(2)沟通方面本质上的障碍,下列五项中至少要有两项:

A. 口语发展迟滞或完全没有发展,而且没有用手势、哑语等替代性的沟通方式来辅助沟通的意图。

B. 不大会引发或维持一来一往的对话,对别人的话语不会予以交互反应。

C. 以刻板、重复或特异的方式使用字词或短语。

D. 言语的音高、重音、音速、节律和声调等有异常。

E. 缺乏各种自发的装扮性游戏或年幼时的社会性模仿游戏。

（3）局限、重复、刻板的行为模式、兴趣和活动，下列六项中至少要有两项：

A. 执著于刻板、狭窄的兴趣。

B. 对某些不寻常的物品特别着迷。

C. 强迫式地执著于某些不具功能特性的常规或仪式。

D. 经常出现刻板和重复的动作，包括手部或手指的拍打、扭转或复杂的全身动作等。

（4）在3岁前出现以上三个方面的发展迟缓或障碍。[①]

2. 音乐治疗对孤独症儿童的意义

大量的研究已经表明，孤独症儿童对音乐有不同寻常的兴趣，其中有些甚至是音乐天才。他们在音乐上显示出不同寻常的感受力和注意力。音乐用于孤独症的治疗已经取得了显著的效果。音乐可以在以下几个方面对孤独症儿童进行训练：

（1）交流能力的训练，治疗师通过歌唱和乐器演奏的方式与患儿进行互动，促进交流。

（2）语言能力的训练，通过演唱歌曲增加患儿的单词量和语言能力。

（3）促进社会交往能力，通过歌曲演唱、舞蹈律动、乐器演奏，可以促进孩子们之间的交往行为。

（4）提供情绪表达。[②]

虽然音乐治疗师并不对患儿的病情进行诊断，但作为音乐治疗师，当你面对某一类障碍的儿童时，一定要在各方面充分了解该患儿的情况。比如他的心理状态、生理状态、父母的教养态度（在每次的治疗前后都最好和患儿父母能有良好的沟通）、家庭生

[①] 韦小满：《特殊儿童心理评估》，第11页，华夏出版社，2006年。

[②] Lois Birkenshaw. Music for all. Gordon V. Thompson Music, Toronto Canada, 1993. pp. 95 – 98.

活情况方面都要有详细的了解。另外，治疗师一定要非常详细地了解患儿曾经诊断的情况，了解他的诊断历史，以及被诊断的结果。如果治疗师遇到的患儿是自己所熟悉的病症，事情会变得容易一些，但如果治疗师并不熟悉患儿的病情，切记不要以患儿的表面现象去判断患儿的病情，来对他进行制订治疗计划。有时候治疗师仅仅是对此类病情一知半解，知道大概，并没有深入地了解过，这也是非常危险的，治疗师会根据自己的认知来对患儿进行判断，有可能对他进行的治疗训练是错误的。这种情形尤其是在进行一些肢体恢复训练方面，音乐治疗师的知识结构尽可能要完整，如若达不到，也需要与其他的治疗师一起来配合，比如哪些动作是患儿可以做到的，哪些是患儿无法达到的，哪些情况又是需要避免的。如脑性麻痹引起的运动障碍与其他运动障碍就不同，如果不调查清楚是什么原因引起的运动障碍，就对患儿进行肢体恢复方面的训练，有可能会导致相反的结果。

在音乐治疗中，我们可以发现孩子的各类性格特征反应。有些孩子会主动拿乐器，有的孩子则不知道该选择什么乐器；也有些孩子将乐器拿在手里猛烈地敲击，不会小声敲击，有些孩子却总也无法大声演奏乐器；有些孩子挺直了身体甚至是来回走动地演奏乐器，有些孩子却始终坐在椅子上，没有任何动作。虽然是一个简单的音乐活动，但我们从孩子参与活动中，发现了各式各样的性格特征。孩子在音乐中的行为表现与音乐外的行为往往是一致的，我们让只会大声演奏的孩子学会了小声演奏，让不敢出声的孩子学会了大胆地敲击乐器，表现自己，让在课堂中来回走动的孩子安静地坐在椅子上，让不接受指令的孩子听从老师……这些都是音乐治疗所要达到的目标。孩子在不知不觉中，在愉悦的音乐游戏中，改变了自己的行为，在这里学会了与别的小朋友相处，与老师相处，学会了课堂上的行为，开始适应社会。

参考文献

1. 高天:《音乐治疗导论》, 第 71 页, 世界图书出版社, 2008 年。

2. 郭为藩:《特殊儿童心理与教育》, 第 135、第 195 页, (台北) 文景书局, 1985 年。

3. 多纳德·霍杰斯著, 刘沛、任恺译:《音乐心理学手册》, 第 269、第 332、第 273 页, 湖南文艺出版社, 2006 年。

4. 深津时吉、岸胜利著, 苗淑新译:《对智能低下儿童的理解和保育——康复保育及其开展》, 第 86、第 110 页, 天津教育出版社, 1987 年。

5. 韦小满:《特殊儿童心理评估》, 第 8 页, 华夏出版社, 2006 年。

6. Allen, Elizabeth P.. Let there be music. *Crippled Child*, 1955, 33, 11 – 15.

7. Allen, W. R., and W. F. White. 1966. Psychodramatic effects of music as a psychotherapeutic agent. *Journal of Music Therapy* 3: 69 – 71.

8. Alice Ann Darrow, RMT-BC, music therapy in the treatment of the hearing-impaired. Music Therapy Perspectives, 1989.

9. Bruner, Olive P. Music to aid the handicapped child. In Esther G. Gilliland (Ed.), Music therapy 1951. Lawrence, Kan.: Allen Press, 1952. 3 – 6.

10. Denenholz, Barbara. Music as a tool of physical medicine. In E. H. Schneider (Ed.), *Music Therapy* 1958. Lawrence, Kan.: Allen Press, 1959. P67 – 86.

11. Elbert, T., C. Pantev, C. Wienbruch, B. Rockstrub, and E. Taub. 1995. Increased cortical representation of the fingers of the left hand in string players. *Science* 270, No. 5234: 305 – 307.

12. Grossman, S. R. 1967. *A Texbook of Pphysiological Psychology*. New York: Wiley and Sons.

13. Haldiman, Geraldine. Music education for the Braille student in residential schools. Unpublished master's thesis, Northwestern Univer., 1953.

14. Hutt, M. L., and Gibby, R. G. *The mentally retarded child*. Boston: Allyn and Bacon, 1958.

15. Lois Birkenshaw. Music for all. Gordon V. Thompson Music, Toronto Canada, 1993.

16. Korson, Frances. Music therapy for children with muscular dysthophy. In E. T. Gaston (Ed.), *Music therapy* 1957. Lawrence, Kan.: Allen Press, 1958. P192 - 198.

17. Michael-Smith, H. Psychotherapy for the mentally retarded. In H. Michael-Smith and S. Kastein (Eds.), *The special child*. Seattle, Wash.: New School for the Special Child, Inc., 1962. P27 - 43.

18. Seashore, C. E. 1938. *Psychology of Music*. New York: McGraw-Hill.

第三章 儿童音乐治疗的主要流派

自音乐治疗学科建立以来，音乐治疗的方法不断地被发展和创造。音乐治疗的方法主要分为三种类型：接受式、再创造式和即兴演奏式。接受式音乐治疗的方法是通过聆听音乐的过程来达到治疗的目的；再创造式音乐治疗的方法是通过主动参与演唱、演奏现有的音乐作品，根据治疗的需要对现有的作品进行改变的各种音乐活动（包括演唱、演奏、创作等）来达到治疗的目的；即兴演奏式音乐治疗方法是通过在特定的乐器上随心所欲的演奏音乐的活动来达到治疗的目的。[①] 在儿童音乐治疗领域中，再创造式音乐治疗方法、Robbins 的创造性音乐治疗方法、奥尔夫音乐治疗方法都广为盛行，本章详细论述这三种音乐治疗方法。

在 Bruscia 的《Improvisational Models of Music Therapy》[②] 书中对创造式音乐治疗方法和奥尔夫音乐治疗方法进行了非常细致又全面的概括，本章前两节内容是本人对其书中介绍的方法进行了翻译和整理。

第一节 创造式音乐治疗方法

一、创造式音乐治疗方法定义

创造式音乐治疗方法是一种应用在个体和集体治疗中的即兴

---

① 高天：《音乐治疗导论》，第39页，世界图书出版社，2008年。
② Bruscia, Kenneth. E. 1987. Improvisational Models of Music Therapy. Charles C Thomas Publisher.

演奏方法。由美国作曲家 Paul Nordoff 和特殊教育专家 Clive Robbins 创立。Nordoff 和 Robbins 从 1959 年开始合作，一直到 1979 年，期间一直合作治疗智力障碍、情绪障碍和身体障碍的特殊儿童。在 17 年的工作中，他们记录了所有的个体音乐治疗录音，并写了大量的临床和研究成果，发展了一系列应用在治疗中的音乐技巧。

Robbins 从 1975 年开始与他的妻子 Carol Matteson Robbins 合作，在美国和世界各地教授创造式音乐治疗方法，指导临床实践。至今为止，Nordoff-Robbins 的音乐治疗机构在英国、苏格兰、丹麦、德国和澳大利亚等国家都有成立。

Nordoff-Robbins 的治疗方法之所以称为是"创造性"的，是因为治疗师在三个层面的创造性工作。第一，在治疗中，治疗师创作并即兴演奏音乐。第二，治疗师在治疗中，通过即兴演奏的音乐，与患者在一起探索，并产生联系，创造出治疗的体验。第三，治疗师经过以上的阶段，支持患者创造性的发展。

创造性的音乐治疗方法是主动式的而非被动式的。在这个过程中更强调主动参与音乐而非聆听。主动式的音乐治疗促使孩子集中注意力，使其参与到人际的交往中来，将其从内部的心理世界带到外部的世界。

音乐不仅仅是一个简单的治疗工具，在这里，音乐激发、影响、伴随着患者的成长，语言在治疗中的应用则被最小化。在个体治疗中，音乐即兴演奏是治疗师和孩子之间沟通的主要方式，也是治疗中最为有挑战性的部分。

治疗师在自己与患儿之间要找到音乐元素作为交流语言。治疗师的演奏要根据患儿的脸部表情、目光、姿势、行为来决定。治疗师演奏音乐的节奏、速度、停顿都要引导并跟从患儿的活动。治疗师创作的音乐中包含歌曲、器乐片段和音乐剧形式，但这些都是建立在与患儿互动的基础上的。

二、适用人群

有人惊叹于 Robbins 的音乐疗法，他能将孩子们的成就感在转瞬间提高到顶点，戏剧化地将孩子们从封闭、失去自信的状态中走出来。

Nordoff 和 Robbins 发现他们的模式非常适合有特殊障碍的儿童，包括：孤独症、精神病、情绪障碍、智力障碍、神经性障碍、身体障碍、感觉运动障碍、学习障碍、听力障碍。同时也应用在一些临床问题上：遗忘、无反应、消极情绪、退缩、缄默、多话、刻板、模仿语言、衰退、抵触、情感淡漠、依赖、无安全感、自我破坏、缺乏控制、缺乏表达、缺乏创造力、缺乏交流等症状都适用此方法。

三、治疗模式

在 Nordoff-Robbins 的治疗中，个体治疗主要针对没有交流能力或者在小组中会干扰别人的患儿。在个体治疗中根据患儿对音乐的反应能力来决定治疗时间的长短。从 5 分钟到 20 分钟不等，治疗师根据患者现场的反应来决定当时治疗的时间。在这里，治疗时间并不是刻板的、固定的，可以根据患者的状态灵活调配。一般来说，治疗也从每周 1 次到 3 次不等。小组治疗：在 Nordoff-Robbins 的治疗中，如果患儿在个体治疗中已经建立了听从指令的习惯后，可以提供其小组治疗。小组治疗可以作为是个体治疗的补充，患儿可以扩展社会交往和音乐的体验。但创造性音乐治疗是要让患儿在不同层次和水平上都能体验成功的快感，所以对于是否让患儿加入小组治疗，判断的标准应该是患儿能否在小组中体验到音乐的快乐，以及能否胜任小组中的音乐活动。

四、媒介和角色

创造性的音乐治疗非常强调即兴音乐演奏。治疗师不仅要有良好的人格，还要有良好的音乐感和演奏能力。钢琴和声乐在治疗中是运用得最多的，所以在训练中非常强调对声乐和钢琴能力的培养。

在治疗中，一般有两位音乐治疗师，一位音乐治疗师演奏钢琴，一位音乐治疗师辅助患儿对音乐产生反应。但也有一位治疗师单独面对患者的情况。

在个体治疗中，患儿主要是以两种方式参与音乐：歌唱、发声、演奏鼓和铙钹。其他乐器也会被用到，患儿也会跟着治疗师的演奏跳舞或做动作。

五、治疗理念

在 Nordoff-Robbins 的治疗中，病人在音乐中的反应被看做是个人内心世界的折射，能揭示病理性的一面和健康的一面，也有诊断的作用。Nordoff 和 Robbins 认为，每个人内心中都有对音乐的先天反应，他们称为"音乐小孩"。总结他们在治疗中的特征是：治疗师和患者之间是一种温暖、友好的关系；完全接受孩子的行为；鼓励孩子表达情感；敏感察觉孩子的反应；尊重孩子个人的意愿；非指令性的治疗过程，治疗师是跟随孩子而不是领导孩子；建立治疗需要的边界。

六、活动示例

Nordoff 和 Robbins 通过对不同程度、不同需要患儿的治疗，在即兴演奏中创作了大量的音乐。这些音乐也有来自于在特殊教育领域工作的音乐教师、音乐治疗师、音乐工作者。有很多音乐也适用于早期教育和低年级学生。

在创造性音乐治疗中，为孩子们作曲、即兴演奏歌曲和器乐片段是不可或缺的一个技巧。

（一）歌曲的应用：歌曲能迅速地对音乐氛围起到决定作用。无论孩子是内向还是外向的，都能一起分享、表达情绪。歌曲也能加强记忆，因为音乐中的旋律、节奏，孩子们在歌曲中感受到温暖、友爱、接受，孩子们能在一次一次的治疗中牢牢地记住歌曲的内容。这些歌曲可以加强孩子们的自我价值感，孩子们没有完全发展起来的自我意识感可以通过歌曲演唱来增加和修补。治疗师在应用的时候也要对孩子的反应非常敏感，在重复中增加一些适当的变化，如休止、延长等，根据孩子的反应来决定演奏。

（二）乐器演奏：在乐器应用中有简单的如鼓、钟铃等简单乐器，也有不同的复杂乐器。有一些歌曲是鼓励演奏乐器和加强参与的。在这里，孩子们学会控制，发展协调性，注意力和智力都增加，变得更加有勇气，敢于交流了。而在与他人一起演奏中，孩子们也能获得与他人合作和参与集体的快乐。①

1.《Catch the Beat》

Catch the Beat

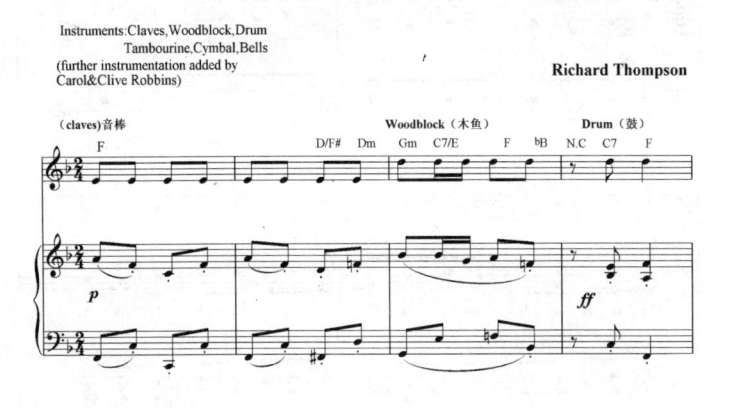

Richard Thompson

---

① Michele Schnur Ritholz & Clive Robbins. Themes for Therapy. Carl Fischer Music, New York. 2004.

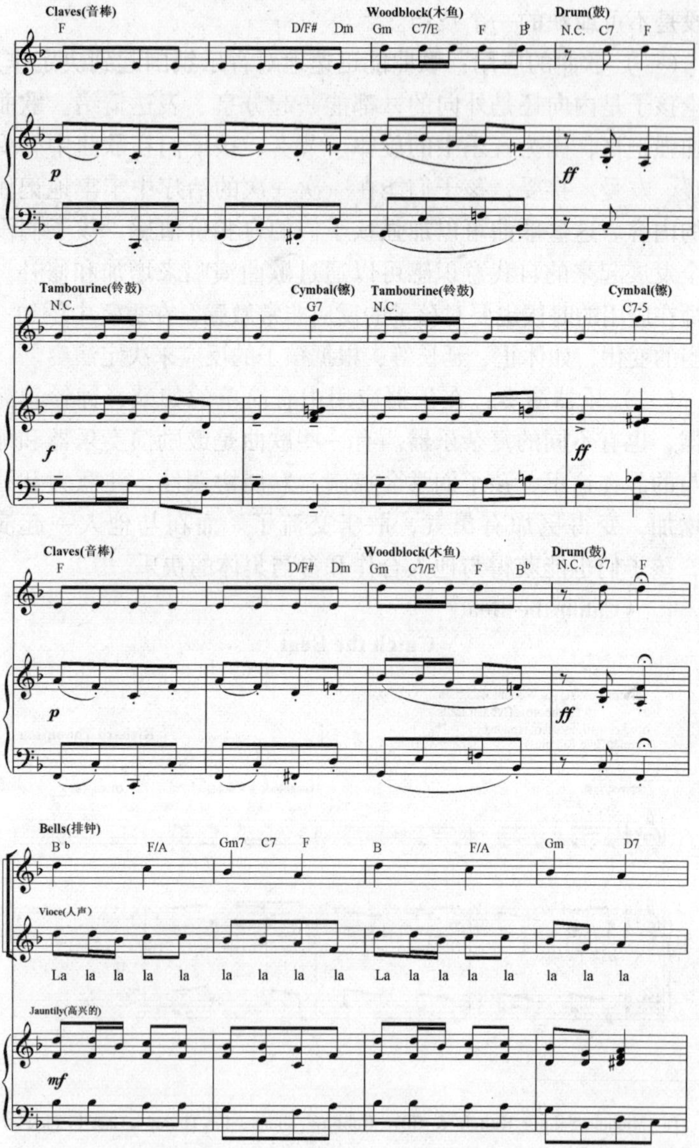
Claves(音棒)
F
D/F#
Dm
Woodblock(木鱼)
Gm
C7/E
F
B♭
Drum(鼓)
N.C.
C7
p
ff
Tambourine(铃鼓)
N.C.
Cymbal(镲)
G7
Tambourine(铃鼓)
N.C.
Cymbal(镲)
C7-5
f
ff
Claves(音棒)
F
D/F#
Dm
Woodblock(木鱼)
Gm
C7/E
F
B♭
Drum(鼓)
N.C.
C7
F
p
ff
Bells(排钟)
B♭
F/A
Gm7
C7
F
B
F/A
Gm
D7
Vioce(人声)
La la la la la la la la la La la la la la la la la
Jauntily(高兴的)
mf

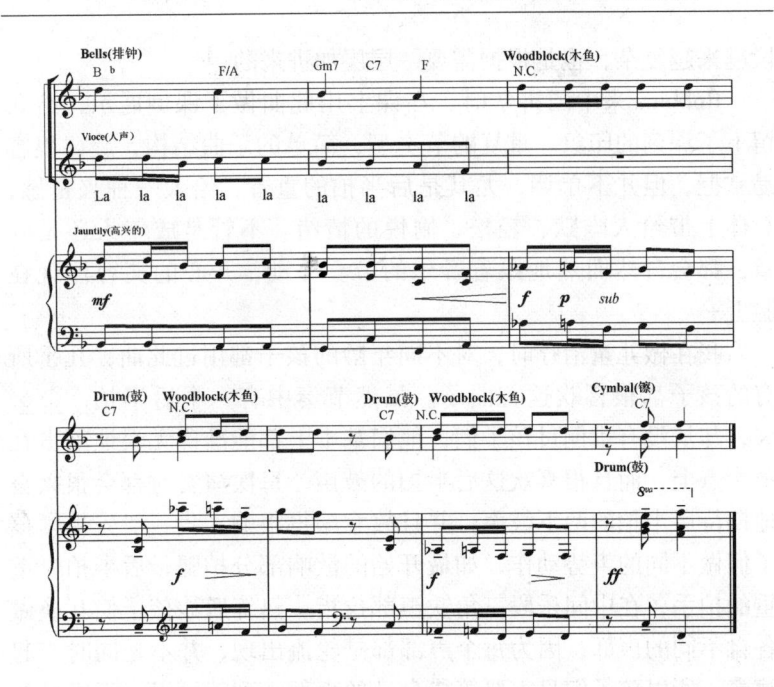

这首乐曲原名叫《滥杀小鸟的猎手》，它有一种开玩笑的特征在里面，每个孩子都会跟着音乐产生自然的反应。这首乐曲最开始时是对有智力障碍和发展障碍的青少年用的，但是很快发现在对小孩子和成年人使用时，更为适合。音乐结构很简单，重复时可以预期，伴随一些休止，能促进和激发人的音乐感觉。它可以将演奏者带进小组合作的体验中去，乐器编配上根据不同人的节奏能力安排敲打的乐器和位置。结束句要求集中注意力找到准确的节奏点。

乐曲最开始的版本是让两个演奏者演奏鼓和铙钹的部分，用在普通孩子和成年人在进入刚开始的治疗阶段时都非常好。这两种乐器都可以被指定的乐手或者小组的成员轮流演奏。音乐后半段越来越复杂,也是根据需要一层层加进来的。①

Robbins 来中国讲学时,在课上用此曲做了课例展示,给我留下了深刻的印象。重复的节奏型,简单的乐曲结构,旋律很容易掌握,但并不单调,尤其是后半拍的重音,给人一种兴奋感,总体上带给人幽默、轻松、愉悦的情绪。不管是成年人还是儿童,都会自然而然地跟着音乐的节奏晃动,开心的笑容浮现在脸上。

我在做儿童治疗时,对不同年龄的孩子都用过此曲,几乎所有的孩子都很喜欢这首曲子。虽然节奏中有一个后半拍,〇××,却从没有难倒过孩子们,他们基本上都能准确无误地敲击在节奏点上,而且很喜欢这后半拍的鼓声,每次演奏时都会很兴奋地期待后半拍的两下鼓声,并且故意敲得很响。我一般先带领孩子们做不同的声势动作,如最开始的散响部分拍腿,后半拍时重重的拍手,在中间乐段三角铁声部捻指。熟练后让孩子们互换做各自不同的声部,因为每个声部都是轮流出现,并不是同时一起演奏,所以孩子们只需要等待自己的声部来到就可以,不容易与其他声部混淆。

乐曲中使用的乐器有:音棒(也称为"响棒"——木质类)、排钟(由不同音高的音块组成)、铃鼓、鼓、木鱼、镲六种乐器。如果治疗师无法在治疗中配备这些乐器,也可以用其他乐器替代使用,或是人数不够,演奏时减少一至两件乐器都可以。

这首乐曲的难点在于最后再现乐段的结尾处,连续的后半拍,孩子们会把前面演奏的习惯带到这里来,总是会多敲一下。如果是个体治疗,治疗师可以将鼓拿在手中,只是给孩子一根鼓槌,在演奏时将鼓递给孩子,而结束的时候迅速地将鼓撤回,既

---

① Michele Schnur Ritholz & Clive Robbins. Themes for Therapy. Carl FischerMusic, New York. 2004.

不会让孩子有挫败感,也可以达到音乐的完整性。另外,在三角铁演奏的地方,孩子们很容易被鼓分心,忘了演奏三角铁,而等轮到自己时,会慌慌张张地拿起三角铁,一般这时候都会晚了。所以在三角铁声部出现时,治疗师要暗示孩子做好准备。前几个小节的沙锤和串铃,演奏相对要容易得多。孩子演奏时很少会出错,但也要控制好他们的余音,在休止时尽可能让孩子不要随意晃动自己的乐器。如果是在一个小组中治疗,治疗师可以安排不同能力的孩子演奏难度各自不同的声部,等熟悉后再进行互换。

这首乐曲同样也适合人数众多的大集体。创造性音乐治疗的音乐有一个相同的特点,即非常容易参与并掌握。一般三次到四次的重复后,孩子们就能找到音乐的规律,准确地参与到演奏中来。初次听到音乐的人们也一样,在治疗师的引导下,迅速地对音乐做出反应,几乎不用排练。我在一次几十人的联欢集会上,使用了这首乐曲,不到 10 分钟,大家就已经非常熟悉自己的声部,并体验到集体演奏的快乐。

2.《Five Fingers》

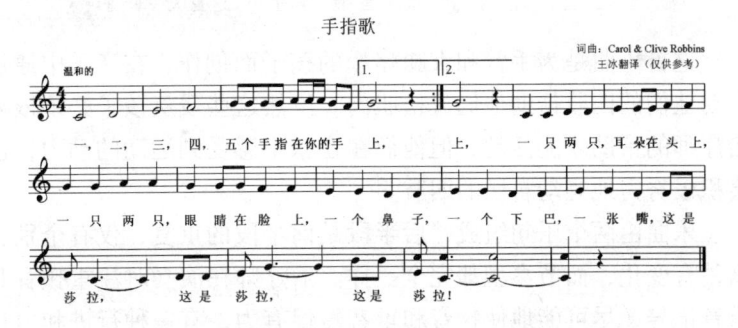

手指歌

词曲:Carol & Clive Robbins
王冰翻译(仅供参考)

这首乐曲是为一些有听力障碍的孩子创作的,音域很窄,音调也不高,演唱时非常轻柔。Robbins 在个体治疗和集体治疗时都会用到它,孩子们可以面对面地坐着,一个人去数另一个人的手指。

虽然乐曲是 Robbins 为有听力障碍孩子创作的，但是同样适用于其他年龄较小的儿童。通过歌曲演唱孩子对自己五官有了一个认知，同时也会对其他人开始产生兴趣，并有了最初的数字概念。治疗师在孩子熟悉这首乐曲后，可以加强与孩子的对话。比如唱着问孩子：几个手指在××的手上？××的脸上有几个眼睛？几只耳朵？几个鼻子？几张嘴、下巴等。强调孩子的应答能力，如果孩子答不出来，可以将歌词再唱一遍，强化他们的印象。也可以让孩子唱着问治疗师，反过来做一问一答。这样的形式可以加强孩子和治疗师之间的沟通能力，最初的语言交往就慢慢开始建立了。

3.《Shake Out Music》

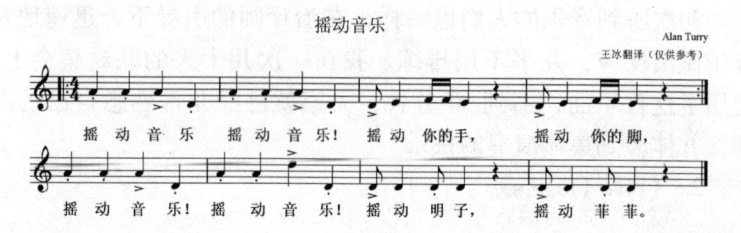

摇动音乐

Alan Turry
王冰翻译（仅供参考）

摇动音乐　摇动音乐！摇动你的手，摇动你的脚，
摇动音乐！摇动音乐！摇动明子，摇动菲菲。

这首乐曲是为手臂和大腿痉挛的孩子而创作，在音乐中通过晃动他们的四肢帮助他们放松肌肉。虽然这些残疾孩子必须依靠治疗师的帮助才能活动，但他们在音乐中感受到运动的动力，也会积极努力地晃动自己的四肢。[1]

乐曲由两个乐句组成，后半段是前半段的重复，仅有个别音高稍有变化，而节奏型却完全一样。治疗师在演奏时注重顿音和重音记号，尽可能地使顿音和重音短促有力，有一种行进和力量的感觉。这首乐曲非常适合肢体有严重障碍的孩子，可以很好地

---

[1] Michele Schnur Ritholz & Clive Robbins. Themes for Therapy. Carl Fischer Music, New York. 2004.

帮助他们进行肌肉恢复训练。治疗师在唱到"晃动手臂"时，帮助孩子晃动他们的手，当唱到"晃动大腿"时，则马上晃动孩子的腿。一般孩子们在音乐的节奏下，也会主动配合治疗师晃动身体的各个部位。治疗师还可以根据每个患儿不同的情况和治疗需要即兴编改词句。如果是脚部需要运动，演唱时则改成"晃动脚"，如果孩子是肩膀需要恢复治疗，则在演唱时改成"晃动肩膀"。还可以晃动全身。当然治疗师还可以再进行拓展，不仅是晃动，可以演唱"伸伸胳膊""弯弯腰"之类，节奏和旋律不变的情况下，尽可能在重复时进行不同的变换，既增加孩子的新鲜感和兴趣，又可以达到治疗的目的。

第二节 奥尔夫音乐治疗方法

奥尔夫音乐治疗模式是建立在奥尔夫音乐教育基础上的。德国音乐教育家、作曲家卡尔·奥尔夫创立了奥尔夫音乐教育体系，最开始应用于普通学校教育，现在也在特殊教育和音乐治疗领域广为盛行。奥尔夫音乐治疗领域有三位重要的人物，他们分别是：Gertrude 奥尔夫，Carol Bitcon 和 Irmgard Lehrer-Carle。

奥尔夫音乐治疗方法中运用了所有有效的音乐媒介（语言、乐器、运动、舞蹈等），同时也用了许多不同的表达模式，包括诗歌、戏剧、哑剧等一些艺术形式。奥尔夫的治疗模式也是多重感官的，它在人的听觉、视觉、触觉和运动觉上，都能引起不同的刺激和反应。也因为奥尔夫的创造性、独特性、游戏性和自发性，所以它能灵活地适用于不同的个体与集体治疗，以及大量的临床群体和不同障碍的人，如盲童、聋哑人、有理解障碍和痉挛性障碍以及不同障碍的青少年、成人和老人。Schulberg 分析出了奥尔夫音乐治疗方法针对每种技巧的需要，通常能达到以下一些目标：节奏意识的加强；身体的应用；非语言的交流；小组之间的相互反应；人与人之间的合作、参与和娱乐。

一、适用人群及治疗目标

奥尔夫音乐治疗方法根据不同的病人群体，不同的具体需要和问题形成了不同的具体目标。

针对盲人：通过运动和触摸去开发身体的感觉，建立身体的安全感，克服身体的孤立性，与物体之间产生更多的联系，发展人际间交往的信任。

对听觉受损的人：通过培养节奏意识，提高运动技巧，开发对声音的感觉。

运动受损的人群：启发律动的感觉，改善运动姿势，提高协调性，增加运动模仿能力。

对孤独症的孩子：提高社会交往能力，身体模仿能力，发展对空间和现实世界的概念。

对严重迟滞的人：发展模仿技巧，调整不适当行为，发展对空间和现实世界的概念。

学习障碍儿童：提高语言技巧，增加听觉理解能力，提高运动的协调性。

精神分裂症的成年人：恢复自我功能和社会交往能力，寻找到情感归属。

养老院的老人：建立对此时此刻的体验，增加环境的真实感，恢复社会功能，增加社会交往能力。

二、治疗阶段划分

格特鲁德·奥尔夫把治疗师的工作分为三个阶段：治疗前、治疗中、治疗后。在治疗前，治疗师回顾评估内容与前一次的观察记录，再制订下一次的治疗计划。治疗中，治疗师通过一系列有计划的演奏活动引导病人。治疗后，治疗师写下病人在课上的表现情况，并注明他们的问题所在。在为每次治疗做计划时要注意计划的灵活性，它必须与当时的实际情况相结合，准备多种计划，以便能随时变换。治疗师在治疗前回顾前一次的临床数据，考虑如何更好地创造一个良好的治疗氛围，在每一次的治疗中，要让病人有安全感，为他们之间的相互交流创造一个自由的空间。

三、材料运用

在奥尔夫音乐治疗中，对材料的选择是多方面的，它们可以是无形的或实体的。有节奏形式、歌曲形式、短语、律动、诗歌、旋律、乐器作曲、手势、身体姿势或表达形式的活动方式、舞蹈、故事、戏剧等。材料可以是熟悉或者不熟悉的，简单或复杂的，重复或不重复的，语言或非语言的、一般或具体的。治疗师根据病人的治疗情况和需要来选择材料。熟悉的材料能创造舒适与安全的感觉；不熟悉的材料能激发兴趣和引起挑战；简单的材料更容易成功，而且迅速；复杂的材料对成功与奖励更具有挑战性，但是不迅速；重复的材料提供机会稳定；不重复的材料提供挑战和动力。格特鲁德·奥尔夫相信材料是被选择出来激发兴趣并能获得接受的。而 Bitcon 强调选择的材料要考虑参与者的能力，具有灵活性，能适应不同人的智力水平。要有一个具体目标反应作为起点（大家熟悉或简单的），但后者应有一定的扩张能力。Bevans 强调材料的有趣性，挑战性，并不经常重复，充满灵活性和富有想象力，并且简单化。Hollander 和 Juhrs 认为对孤独症儿童选择材料，应该从他们的视角出发，更多地强调他们非语言应用。

四、过程与步骤

1. 热身准备

奥尔夫音乐治疗师在领导每一次治疗时，需要具备一定的创造性、灵活性、适应性。同时，在为活动做准备时，要考虑到以下几个方面。

情绪方面：治疗师要考虑到病人的情绪，如何运动才能调动病人的积极性或他们原先的运动感觉，然后去激发他们在小组中参与。例如，多动或退缩的个体，在紧张度和刺激性上都需要调整，参与者需从个体思想上走出来，服从集体，相互合作，有一个共同目标。

认知方面：治疗师准备的材料需与病人的接受能力和本身的条件相结合。既要让他们迅速获得成功，又要有挑战性的内容，即在难易中寻找一个适度。

针对群体：根据病人群体的不同，准备活动也不同。针对聋哑人，Birkenshaw一开始就用放松练习来减缓他们的紧张与不安，放松伴随音乐想象。而对于年长的成人，Carle用他们所熟悉的歌声去建立信赖感并引起共鸣。

名字：在每次活动开始之前，名字的活动是最常用的。除了最自然的介绍与问候，名字活动能鼓励小组之间相互交流，在场叫出他人的名字时是对他人表示接受，从而也能发现个体之间的相似与不同。这样，集体之间的关系就产生了。

2. 激发

一旦准备活动已经做好，治疗师就要准备"激发"小组的演奏活动。先由治疗师提供一个"germinal ideal"（原始思想），再通过前面所说的特定感官模式、表达方式和各种材料去调动小组成员的积极性、创造性。治疗师所提供的"原始思想"直接关系到小组成员的反应即活动效果。当这个"原始思想"越具体，那么小组的反应也将更为一致。反之，大家的反应是不同的。当引出相同的反应时，它缩小了个体间的不同；当引出不同的反应时，它将最大化每个人的独立性和创造性，以及自我表达能力。

3. 协调反应

当呈现了最初的"原始思想"后，音乐关系和人际关系都开始在小组中发展。音乐关系是指音乐中不同的元素、材料都要协调；人际之间的关系是指小组成员之间互相协调形成。

音乐之间的关系协调：以下这些音乐元素都是需要协调的。如独奏、齐奏、低音行进背景之间的协调；固定音型伴奏下的独奏、重奏的协调；回旋和卡农之间的协调。

人际之间的关系协调：领导者与成员的关系；领导者与小组关系；成员与成员之间的关系；成员和小组的关系；次小组和成员或领导者之间的关系；次小组和次小组之间的关系；次小组和小组之间的关系。

4. 探索

这个阶段主要在于小组成员的反应，关注小组成员自发地演奏。前面的阶段用短时间完成，在此阶段则需要花更多的时间，甚至占据了治疗的大部分时间。此阶段给小组成员对"原始思想"有了创造性的机会。通常每个成员都有独奏的机会，小组强调尝试多种可能性。在这个阶段，小组成员主要是即兴演奏，不需要提前思考，不事先商定，完全是一种即兴反应。在这个阶段小组成员创作的音乐可能是有价值的，也可能是没有价值的，甚至有可能是破坏整体音乐的，治疗师都要去接受他们，甚至帮助他们获得价值感。

5. 整合

当"原始思想"被充分开发和发展后，小组要进行"整合"（formalize），整合的元素实际上已经被开发出来了。第一步，治疗师或领导者抛出一个思想让小组去开发；第二步，小组根据治疗师所给的思想用不同的方式去自由开发；第三步，小组决定哪个已经开发的元素最好，最适合挑选出来作为整合的素材。探索了所有的可能性后，决定哪个是最佳的元素。即兴演奏可以以不同的方式去整合，小组可以讨论最佳的版本是哪个，或者小组重复某个完整片段作为结束。

6. 结束

结束应该与整合联系在一起，整合时就要带有结束感，结束时小组成员要感到满足，问题被解决。结束的活动每次可以是一样的。结束可以用"再见歌"的形式，也可以用当时小组创造的作品或形式来作为结束的材料。

五、乐器

奥尔夫音乐治疗乐器分为无固定音高乐器和有固定音高乐器。

无固定音高乐器分为四大类。皮革类：各种鼓击乐器，声音低沉，音量较大。木质类：单、双响筒，木棒、木鱼等，声音清脆、明亮。金属类：三角铁、碰铃，声音连绵，清脆。散响类：沙锤、串铃，音量小，声音散，有延长音。

有固定音高乐器：音条琴（木质的高、中、低木琴和金属的高、中、低铝板琴，还有声音清脆的小钟琴）；吹奏乐器（竖笛）；钢琴；吉他。

六、方法

奥尔夫的音乐治疗中运用的方式有声音（或口头）练习；乐器的应用；肢体运动；语言的练习。

1. 声音

发声，唱歌。可以是有声或无声的，成调或不成调的，语言或非语言的，节奏或非节奏的。通过这些练习能提供触觉、神经觉和听觉的反馈，这些活动主要是非视觉性的。

2. 乐器

运用乐器的方式有敲、打、摇、拉、吹、弹。患儿可随意的操纵乐器令其出声，如乱弹、乱敲。并不一定过于强调乐曲的旋律或节奏，更多的是在于参与。通过这些活动，可提供触觉、神经觉和听觉的反馈。

3. 肢体动作

身体不同部位的运动，有精细动作和粗大动作。活动由手势符号、功能运动活动、表达动作、模仿舞蹈构成。通过拍击、跺脚、捻指等多种方式达到运动。它能提供触觉、神经觉的刺激与反馈。在音乐中结合动作，比如听着鼓声走、跑、跳等不同的动作，让孩子亲身去体验、领会不同的节奏型，这对他们的反应能力、身体的协调能力，以及对身体的认知都能得到很好的训练。

4. 语言

日常用语，如人名、地名等做节奏的用语。儿歌也是常被采用的题材。如《月儿弯弯，像只小船》这首儿歌，可以附以各种不同的节奏型，运用不同的声调，让孩子去领会和体验。卡农和声势都是很好的训练方式。

5. 其他艺术方面

绘画、雕塑、捏泥等一些艺术形式。

奥尔夫活动也是多重感官的，主要在于它能潜在地刺激和练习人的听觉、视觉、触觉、运动觉、嗅觉，甚至是味觉。通过这些感觉模式，参与者能接受和输出各种刺激信号。治疗师在治疗前需设定好哪一种活动方式，能引起病人所需要的感官刺激。在大部分的病例中，要想引起一种感官刺激，别的感官通常是用来加强它的。比如，当强调听觉刺激时，通常视觉、触觉刺激去支持它。但有时需要详细地强调一种刺激时，其他模式一般不参与合作。在这时候，感官模式的选择是根据个体在小组中的感觉运动能力和治疗目标的需要而制定的。例如，针对听力受损的孩子进行听力训练时，治疗师一般都会伴有有意义的视觉刺激或触觉刺激。针对语言上受损的孩子，通常会伴有声音支持的视觉运动，去改善他的听觉理解和听觉运动的结合能力。

七、活动示例

以下的活动示例来自格特鲁德·奥尔夫的《The Orff Music Therapy》。[①]

示例1：

当乐器传达某种意义时，孩子们会是什么反应？如果我们将大的铙钹想象成太阳，三角铁的声音想象成小鸟的叫声，孩子能接受吗？他能在钟琴上演奏代表"花"的音乐吗？

格特鲁德曾经在一个由10个孩子组成的小组做过这个活动，他们平均年龄在8—9岁，智商大概都在40左右。治疗师要求他们用钟琴表现出"花"的感觉。首先将音条琴上的F和B两个音撤掉，这样只剩下五声音阶。每个孩子轮流在乐器上表现他们心中的"花"。孩子们想象有紫罗兰、向日葵、郁金香。每个孩子都开始表现自己心目中的花的形状，治疗师不给他们的演奏任何"好与坏"的评判，当他们表达完他们的思想时，治疗师只是说："你是一朵美丽的花。"，"你的花朵真大啊！"然后治疗师会要求他们演奏一朵相同的花，每个孩子记住自己心中的花。在接下来的日子里，孩子们画出了自己心中的花并把它送给治疗师。老师们都惊讶这些孩子居然能全神贯注地演奏出如此有想象力的音乐。

[①] Gertrude, Orff. 1974. The Orff Music Therapy. B. Schott's Sohne, Mainz Schott Music Corporation, New York. P23, 38.

以上治疗的特点是：集中注意力在一个主题上；想象力的运用；重复记忆的能力；小组之间的交流。

示例 2：

为有口吃的智障孩子们为一首诗歌配乐演奏。

有一个大花园	大铙钹
花园里有一棵树	鼓
树上有一个鸟窝	三角铁
鸟窝里有一个蛋	小的铙钹
蛋里有一只小鸟	小铃
小鸟孵出来了	所有乐器一起演奏颤音

孩子们自由地演奏音乐片段，每个人选择一件乐器，为相应的诗句配乐。在一星期后的课程后，孩子们一走进教室就开始嚷嚷，一个说："我今天要待在树上。"另一个说："我今天是小鸟。"等等。他们又开始重新演奏，互相已经都很明白演奏的意图和每个人演奏代表的含义。

治疗特征：他们能流利地说一句简短的语言；为自己演奏的声音而激发；在紧张中，他们思考下一句的演奏；在诗句最后共同一致达到音乐的张力。

示例 3：

10 个 4 岁的孩子组成的治疗小组，围圈坐着，一架高音钢片琴放在圆圈中间，一个孩子坐在钢片琴前准备开始演奏。在她对面坐着另一个孩子，拿着鼓槌。当大家唱完后，孩子就准备演奏歌曲。当唱到钟声敲起时，演奏者敲完钟声后就回到圆圈里去，拿鼓槌的孩子变成演奏者，上来一个新的孩子拿鼓槌，在唱到"钟声响起"时，再次将手里的鼓槌递给演奏者，这样依次轮流。这里面就牵涉了孩子分辨自己角色的行为，能否准确分辨出自己的角色并完成好角色的内容，很重要。

这架钟琴是全音阶的，孩子们演奏时可以根据自己的想法来演奏，所以没有一个人演奏得是一样的，包括敲完钟声后的即兴部分，每个孩子都尽情地表现自己，没有人刻意模仿谁，但是每个人的音乐又互相受到别人的影响。

当说到"不要太快，不要太慢，教堂的钟声响起"时，所有的孩子一起做动作。"不要太快"（手朝向右边，头也转向右边）；"不要太慢"（手朝向左边，头也转向左边）；当说到"教堂的钟声响起"时，（双手高举）。然后给孩子留出30秒的时间即兴演奏。治疗特征：在小组中学会轮流等候，忍耐。节奏感的培养，即兴能力培养。

第三节　再创造式音乐治疗方法

一、再创造音乐治疗方法的定义

在再创造式音乐治疗方法中，患者参与各种音乐活动，如演奏、演唱、舞蹈、游戏及舞台演出，治疗师不要求患者在治疗之前有过任何音乐方面的训练和特别的音乐才能。[1] 再创造音乐治疗强调让治疗对象不仅仅聆听，而更重要的是亲身参与各种音乐活动，此方法通常包括演唱演奏和音乐技能学习两类。[2] 患者在治疗中学习或表演嗓音和乐器演奏，或是模仿一种音乐形式，可以是乐器、歌曲或是音乐剧，任何音乐形式，包括音乐游戏、舞蹈等内容。但在这里更多地强调患者自己在学习、欣赏、表演音乐过程中的体验，而不是强调在舞台上的表演。舞台表演更多的是为了给观众演奏，而在再创造中，患者更多的是自己获得良好

---

[1]　Maranto, C. D. 1993. Music Therapy in the United States of America. In Music therapy: international perspectives, Jeffrey Books.

[2]　高天：《音乐治疗学基础理论》，第157页，世界图书出版社，2007年。

的体验，在音乐中帮助自己在身心各方面获得提升，音乐治疗师也是将音乐作为一种手段，帮助患者在肢体、心理、语言方面达到良好的状态。

二、再创造式音乐治疗方法的作用

再创造式音乐治疗方法强调患者在参与音乐活动过程中表现出来的行为和人际反应。从不适应集体，如在集体中有攻击、退缩等行为到积极参与集体活动，都是通过音乐在起作用。如孤独症患儿小静，在刚来做治疗时，开门出去四五趟，跑出集体。对音乐的兴趣也并不浓厚，但有一次当我带领他们做《下雨啦》的活动时，小静开始坐在集体里一起做游戏，与大家一起模仿雨声。后来小静逐渐地融入集体里做活动。另有一名攻击性很强并多动的患儿，妈妈称孩子很少能安静地坐在凳子上超过1分钟。但在音乐治疗中，孩子很喜欢钢琴，他可以坐在琴凳上看治疗师弹奏乐曲达到10分钟以上。这些都说明了再创造式音乐治疗方法的治疗意义。患儿可能没有学会演奏乐器，没有学会正确的歌唱方法，唱歌还会跑调，但是音乐以外的目的却已经达到。患者通过音乐增加注意力，能专心看别人的演奏，参与活动，不再经常跑出教室，这些对患儿来说都有着非常重要的意义。

三、再创造式音乐治疗方法的内容

再创造式音乐治疗中的主要媒介有三个方面：嗓音、乐器演奏、舞蹈和动作。

1. 嗓音

学习如何运用声音，发出不同的声音，旋律模仿，学习歌曲，看乐谱唱歌，参加合唱，学会读谱等。歌唱可以激发对自我与他人的意识，促进个体和小组的整体感觉，与别人一起唱歌的体验可以将个体融入小组中,体验"一体"感。

2. 乐器

学会乐器演奏,在乐器上模仿声音、节奏、学会演奏音乐片断,音乐表演。增加身体各方面感觉——听觉、触觉、手眼的协调配合。

3. 动作和舞蹈

对身体的控制,跟着音乐移动,学习和表演舞蹈,表演音乐剧中的角色。通过身体运动体验音乐可以促进注意力、空间感、社会性互动、对身体的感知等各方面能力的发展。

四、活动示例

示例:《猫和老鼠》(王冰设计活动)

治疗特征:学会身体控制,增强模仿能力、想象能力、音乐感受性以及表演能力

音乐:《拨弦波尔卡》

角色:猫、老鼠、主人

故事场景:厨房

故事内容:

主人家养了一只大懒猫,整天爱睡觉,什么活也不干,导致家里的老鼠越来越多,尤其是厨房,到了晚上就被老鼠吵个不停。有一天夜里,主人让猫到厨房去,想让它抓几只小老鼠。主人走了以后,懒猫在厨房里转了一圈,说:"哪来的老鼠啊!"然后打了个哈欠,找个地方睡觉了。这时候,天渐渐黑了,猫也渐渐进入了梦乡。

这时候,小老鼠们开始悄悄地出来了,先是 1 只探头探脑,接着是第 2 只、第 3 只、第 4 只,一共先出来 7 只老鼠,紧接着全部的老鼠都跑出来了。懒猫被吵醒了,打个哈欠,老鼠们吓得不敢动,以为猫要来抓了,没想到懒猫又接着睡了,老鼠们开始

还小心翼翼地走,后来胆子越来越大,最后把厨房闹翻了天。最后,主人进来了,看到懒猫还在睡觉,气得把它轰走了。

表演:众人表演老鼠;1人表演猫的角色;1人表演主人

过程:1人模仿主人说话、走路;1人模仿猫的神态和动作;众人模仿小老鼠的动作。当猫到了厨房后,音乐开始,众人模仿小老鼠的动作出来。

参考文献

1. 高天:《音乐治疗导论》,第39页,世界图书出版社,2008年。
2. 高天:《音乐治疗学基础理论》,第157页,世界图书出版社,2007年。
3. Bruscia, Kenneth. E. 1987. Improvisational Models of Music Therapy. Charles C Thomas Publisher.
4. Gertrude, Orff. 1974. The Orff Music Therapy. B. Schott's Sohne, Mainz Schott Music Corporation, New York. P23, 38.
5. Maranto, C. D. 1993. Music Therapy in the United States of America. In Music therapy: international perspectives, Jeffrey Books.
6. Michele Schnur Ritholz, Clive Robbins. Themes for Therapy. Carl Fischer Music, New York. 2004.

第四章 个体治疗与小组治疗

第一节 个体治疗

从形式上看，个体治疗一般只针对1名患儿，而治疗师的人数从1人到3人不等。所以在个体治疗中，分别有1位治疗师与1位患儿的个体治疗模式、2位治疗师与1位患儿的个体治疗模式，以及3位治疗师与1位患儿的个体治疗模式。这三种个体治疗模式都存在于个体治疗中，采用不同的模式有着各自的原因，但是各有利弊，而治疗师也要根据自己的能力和所拥有的资源来决定采用哪一种治疗模式。

一、个体治疗的作用和目的

在个体治疗中，治疗师可以有针对性的根据患儿的症状来设定目标，并安排音乐治疗活动。治疗师与患儿单独相处，更容易建立良好的治疗关系。治疗师在与患儿的单独相处过程中，逐渐发现患儿的兴趣点，比如对哪一种类型的音乐有兴趣，对哪种节奏、律动有较明显的反应，治疗师采用何种方法吸引孩子的注意力和兴趣等。在个体治疗中，治疗师尝试各种方法来试探患儿，找到最合适的治疗方式。所以，个体治疗相对小组治疗更为自由，也更注重以患儿为中心。曾经有一个孤独症孩子，在小组治疗中将近半年的时间都没有太多的进展，一开始有家长陪在身边还能勉强配合治疗师的活动，但家长一旦离开，他就无法加入小

第四章 个体治疗与小组治疗　　**67**

组活动,不是到处乱走,就是躲到桌子底下去,有时候甚至躺在地上。我专门为他安排了个体治疗,治疗中发现患儿的表现和在小组中有很大的不同。在小组中,患儿对我几乎是冷漠的,目光很少会和我交流,对音乐活动表现出没有兴趣,也不听从指令。但是在个体治疗中,他却对我表现出很强的信赖,依偎在我身边,听我弹钢琴,脸上带着微笑,尤其是当我弹奏三拍子的乐曲时,孩子会不由自主地跟着乐曲的节奏晃动自己的身体。我对他发出指令,让他与我拍手,敲击乐器都能配合。所以,在之后,我给他安排了将近20次的个体治疗再让他进入小组环境。

有的人会怀疑,治疗师与患儿在个体治疗中是一对一的关系,难道在小组治疗里患儿就能适应了吗？在个体治疗中,患儿因为一些障碍行为而无法加入小组治疗,治疗师帮助患儿减轻或者消除在小组治疗中不适当的行为,尽可能帮助患儿尽快适应小组治疗。为了尽快增加患儿对小组治疗的适应性,首先患儿要适应治疗师,建立与治疗师之间的交往关系。在音乐治疗中,治疗师用音乐的手段帮助患儿,在音乐中与患儿建立关系,让患儿听从自己的指令,集中注意力,学会基本社会交往行为。患儿听到自己喜欢的音乐,减少了防线,逐渐对治疗师产生信任感,一步一步地紧随着治疗师,行为发生改变。在这个过程中没有说教,没有强迫式的指令,没有责骂,唯一应用的手段就是音乐,患儿喜欢的音乐。而当患儿对治疗师的指令已经能听从,并能参与到大部分的音乐活动中时,说明患儿已经开始适应课堂,治疗师这时候开始考虑安排患儿进入小组治疗。

二、适合个体治疗的患儿

在我的治疗中,一般安排以下几种患儿先进行个体治疗。攻击性的患儿、重度孤独症患儿、重度智力障碍患儿、有特殊训练需要的患儿（语言训练、肢体恢复训练等）、对社交恐惧、无法参与任何小组活动的患儿。

一般来说，孩子最好能尽快进入小组治疗，但是具有以上情况的孩子是不能马上进入小组治疗的，需要经过了个体治疗的阶段才能进入小组治疗。尤其是具有以下情况的孩子在治疗一开始的时候绝对不能进入到小组治疗：一种是有攻击性的孩子，这种孩子会在小组里攻击别的孩子，推搡、打，会对小组中别的孩子造成伤害，只要有一个这样的孩子，小组就无法进行正常的治疗活动。他会让治疗师分心，也会让其他孩子感到害怕、不安全，导致音乐治疗活动无法正常进行。还有一种孩子虽然没有攻击性，但是在小组里无法安静下来，在课上大声说话，甚至不停地开门奔跑出去。这样的孩子在情绪上有一定的障碍，在小组场合易于兴奋，无法控制好自己的行为。在我的小组治疗里，经常会遇见这样的孩子。在一次治疗时，有一个孩子到了小组后，情绪非常高涨，兴奋异常，猛力地用脚踩地板，拿起乐器用力地敲击，大声的说笑，从治疗师到孩子，所有人的注意力都集中在他一个人身上，更别谈进行音乐活动了。还有的孩子进入治疗室后不停地奔跑，也不适合参加小组治疗，他们都会对小组治疗造成干扰，而治疗师也无法对他们个人进行更有针对性的治疗。所以一般原则上不会很快地安排这类孩子进行小组治疗，而是先进行个体治疗，直到孩子能听从治疗师的指令进行活动，与治疗师建立了一定的治疗关系，注意力能保持一段时间后再进行小组治疗。

但是不同的孩子毕竟情况不一样，虽然在小组治疗中都表现得情绪高涨、兴奋、多动，原因却不同，适应小组治疗的能力都不相同。有一些孩子是因为父母长时间不将其带到公共场合，经常独自在家，交往的人员仅限于亲人，这样的孩子到了小组中一般会出现上述所说非常亢奋的情况。但他们经过一段时间的治疗，都能逐渐适应小组，行为会比较快的得到改善。但是另一种有典型孤独症症状的患儿，同样也会在小组治疗中里表现出奔跑、哭闹等行为。这种患儿进展都比较缓慢，可能即使经过长时间的治疗，在小组治疗中里也没有太大的变化。因为孤独症患儿最明显的特征是在社会行为上的退缩，他的刻板行为是对环境感到不安全的一种反应。如果强行将这样的孩子带进小组治疗，可能长时间不一定有比较好的效果。也有一些自闭症状轻一些的孩子，比如强迫症状不明显，或者属于比较退缩的孩子，他只是不加入小组活动，但是不会对小组治疗形成干扰。这两种孩子会长时间游离在小组治疗之外，但却会关注小组的行为、活动。会在某个时间，突然开始加入到小组治疗中来，可能是一年，也有可能是两年，治疗师能做的只是耐心的等待。当然，孤独症的孩子最好先进行个体治疗，行为得到适当改善后再加入到小组治疗中去。

三、一位治疗师的治疗模式

在这种治疗模式中，治疗师自己单独面对一名患儿进行治疗活动。这样的治疗模式很多是由于治疗条件的限制造成的，在当时的情况下，无法配备更多的治疗师。在整个治疗过程中，治疗师必须独自完成所有的活动和治疗程序。在这种治疗模式中，对治疗师的能力要求也更高。他需要自己独自演奏乐器，边弹边唱的同时，还要带着患儿进行律动，同时还要顾及患儿的情绪反应和行为。如果患儿能跟随治疗师的指令做活动的话，治疗中的情形会好一些。但如若是非常躁动不安的患儿，那么场面可能会比较糟糕，尤其是没有经验的治疗师，很有可能是一幅失控的景象。治疗师忙得满头大汗，患儿却丝毫不听从治疗师的指令。开门奔跑出去、做一些较危险的动作（如将一些危险物品放入嘴中，爬到高处）、摔打物品等。在这种情况下，治疗师自然无法顺利演奏完整的音乐，而需要经常停下来阻止患儿的一些危险行为。没有完整的音乐，患儿更是无法被吸引了。因此，在个体治疗中，治疗师绝不能掉以轻心，认为针对一名患儿是一件轻松的事情。而应该在治疗前做好更充足的准备。

　　首先，注意治疗室的环境。治疗室中要注意电插座的安放位置，最好是在高处，患儿无法触摸的地方，或是将其尽可能隐蔽。有些患儿对电线情有独钟，会玩弄或是猛力拉扯电线，既造成设备的损害，也会有很大的安全隐患。孩子突然间产生的行为，一位治疗师是很难防备的，所以在治疗前一定要检查好治疗室的设施，把危险性降到最低。另外，给患儿的乐器以安全为第一位，治疗师要事先仔细检查乐器的安全性，确保不会对患儿造成伤害。

　　其次，治疗师为患儿准备的音乐活动。因为是一位治疗师针对患儿，在治疗中做活动时，尽可能选用播放音响的形式，尤其是需要进行肢体律动的活动。播放音乐就可以顶替一位治疗师的功能了。如果选择自己弹奏乐器的话，也最好选用有背带的吉他，既可以边弹边唱，又可以进行自由活动，或者是竖笛之类的吹奏乐器也可以。最好不要使用钢琴，因为治疗师演奏钢琴时，被固定在座位上，无法面对患儿，与其进行交流和发出指令，更无法与患儿一起敲击乐器或做律动了。所以一般只有一位治疗师面对患儿的时候，都会选择轻便易携的乐器在治疗中使用，除非患儿对钢琴产生了浓厚的兴趣，或者治疗师设定的治疗计划中需要和患儿一起共同在钢琴上演奏。否则纵使钢琴是在音乐治疗中使用最普及，效果最好的乐器，却并不适合在治疗师自己单独一人面对病患的场合下使用。

　　另外，孩子的父母也可以是治疗师很好的助手。如若是一位经常爱开门奔跑出去的患儿，治疗师最好要求家长在治疗室门口进行守护，一旦患儿开门奔跑出治疗室，治疗师也不会因此手忙脚乱的放下手中的乐器去追患儿。

　　当然，治疗师单独面对患儿并不是没有益处的。大部分患儿因为心理、生理或者精神上的因素，都会或多或少有一些社会交往的恐惧，当治疗师人数多的时候，自然而然也会给患儿增加压力，让他退缩，尤其三位治疗师同时面对一位患儿，如果安排不当的话，并不一定比单独一名治疗师面对患儿的时候更好。治疗师单独面对患儿，从人数上就有一定的优势，一对一毕竟是比较平等的。两人之间因为没有其他人分散注意力，更容易建立较深的治疗关系，患儿也更容易放松心情与治疗师愉快相处。有了良好的治疗关系，治疗过程自然就会顺利许多。有经验的治疗师往往会很好的利用单独治疗的优势，取得更好的治疗效果。但是如果是治疗经验还不够丰富的治疗师，则一定要谨慎自己单独进行治疗，治疗前要详细、全面的了解患儿的情况，并与孩子的父母经常交流，请他们配合。目前为止，一名治疗师的形式在中国的儿童音乐治疗中也是经常存在的，因为中国还没有那么多的治疗师资源，所以在不得已的情况下，治疗师需要一个人付出更多的努力去帮助患儿。

四、两位治疗师的治疗模式

儿童音乐治疗中比较普遍采用的是两位治疗师针对一位患儿的个体治疗模式，二对一模式也是治疗中比较理想的一种选择。尤其是在 Robbins 的即兴演奏治疗模式中，以两位治疗师居多。一位治疗师演奏乐器，另一位治疗师则跟随在患儿身边，与其进行互动。在 Robbins 的即兴演奏治疗中，演奏乐器的治疗师一边演奏钢琴，一边不时观察患儿，根据患儿的行为改变自己音乐中的节奏律动。有时候是纯粹没有乐谱的即兴演奏，有时候是看乐谱弹奏，虽然演奏乐器的治疗师需要时刻关注患儿，但是不用离开琴键去引导患儿做互动或是阻止他的一些危险行为。只要专注于自己演奏的音乐，让音乐与患儿配合就可以。而另一名治疗师则跟随在患儿身边，在适当的时机不停地提示或是呼唤患儿，与其进行交流，有时候是用语言的方式，有时候是用乐器演奏的方式。这名治疗师基本上不用考虑音乐，他主要的任务是寻找与患儿互动的时机和方法，如呼唤患儿的名字，或是在需要乐器演奏的时候，将乐器递给患儿，与其一起敲击，或者一起舞蹈、律动、做游戏等。两位治疗师在治疗中对患儿来说都同样的重要，没有孰轻孰重，当然在角色分配的时候，会由擅长乐器的治疗师主要以弹奏乐器为主。如果两位治疗师都擅长弹钢琴，情况就更容易一些，可以根据不同需要进行互换。但两个人之间的配合、默契程度也会影响治疗效果。如果其中一名治疗师并不懂得另一位治疗师当时音乐的意图，就很难在合适的时候引导患儿打击乐器或者是进行律动。所以很多时候一位治疗师的音乐虽然是即兴的，但他大部分是在治疗之前与另一位治疗师商定制订治疗计划。比如在第几次治疗时，患儿需要达到什么样的目标，今天训练活动中要有哪一些进展，两位治疗师一定是经过讨论，达成共识。治疗完后也需要进行详细的探讨，有什么可以改进的？什么音乐更加合适？孩子的反应怎么样？下次治疗采取什么样的方法等等。一系列的问题，两位治疗师都需要交流，这种交流可以增进治疗师互相之间的默契程度，也可以增进彼此之间的信任。同时，在治疗中会遇到很多的困难，两位治疗师通过互相之间的交流和沟通，能得到鼓励和支持。

五、三位治疗师的治疗模式

在治疗师资源比较丰富的情况下，个体治疗中也有三位治疗师与一位患儿的治疗模式。一位治疗师提供音乐，一位治疗师与孩子进行互动，第三位治疗师的主要工作是观察记录患儿在治疗中的表现，记录孩子的行为。负责观察记录患儿行为的治疗师往往不参与音乐活动。所以这位治疗师一般会坐在不是很显眼突出的位置，他不仅是在观察项目上进行评判打分，还要记录当时的情况，如活动的进行，孩子的反应，音乐上有没有什么问题，治疗师和孩子在互动中表现如何等。这名治疗师更像一位理智的旁观者，观察整个活动过程，在治疗结束后对整个治疗过程提出建议。当然，在现今电脑、视频摄像都很发达的社会，即使是只有两位或一位治疗师，也可以对患儿进行完整的观察，治疗师同样能了解和分析自己的治疗过程。有第三位治疗师的好处是，他能感受到现场的情绪和氛围，对当时的情形进行判断和描述，这是录音或者录像不能替代的。

三位治疗师对一名患儿的治疗模式中要注意的是，人数过多也会给患儿带来压力感，前面已经说过，在一对一的个体治疗中，有时候治疗师与患儿更容易建立治疗关系。所以如果是三位治疗师，那么千万不要在患儿刚进治疗室的时候，治疗师们同时迎接出去，看似很热情，但却经常会吓到孩子，尤其是初次来治疗的孩子，对环境都不熟悉，太多的人会让他紧张、害怕。所以，在孩子进治疗室时，最好是由负责与孩子进行互动的治疗师迎接孩子，其他两位治疗师在一边就可以了。

三位治疗师的模式是比较理想的一种组合，但是治疗师的人数经常无法达到，因为条件和资源的限制，所以一般还是两位治疗师针对一名患儿的形式居多。

第二节 小组治疗

小组治疗，是指多位患儿组成的一个治疗小组。小组治疗中至少要有两位治疗师，一位治疗师带领音乐活动，一位治疗师弹琴。最理想的是三位治疗师，其中一位治疗师负责观察和帮助暂时还无法适应小组的患儿。在小组治疗中，治疗师根据小组整体的需要来设定目标，进行治疗活动。个体治疗的特点是更有针对性，即兴性更强。而小组治疗中虽然无法一对一的进行个体有针对性的治疗，却有着个体治疗中不可有的优势。在小组治疗里，不再仅仅是治疗师和患儿的关系，增加了另一层更具社会意义的层面，即成员之间互相形成的关系。刚到小组环境中的患儿，一般都会不知所措，在小组中表现出害羞、不安和焦虑。大部分的患儿都不知道如何与其他成员进行语言上的沟通和交流。然而，音乐让情况变得简单起来，承担了成员之间沟通的桥梁。在音乐中，孩子们的心情开始放松，他们跟着音乐舞蹈，演奏乐器，互相交换乐器，互相问好，在轻松活泼的气氛中，与其他伙伴开始有了交往。这样的交往可以不用语言，而用表情、肢体动作，即使是胆小害羞的孩子也开始在小组中表现自我，逐渐有了自信。长时间固定的成员小组，更是形成一种微妙的关系。他们会在小组中渐渐形成一种默契，从开始的冷漠、拒绝、排斥、甚至是对抗，到宽容、忍让、帮助，一个成熟的小组代表着一个小小的社会，他们在这里开始与外界建立联系，关注别人，有了喜欢的人和不喜欢的人，悄悄体验着友情的喜悦。我想仅仅这些，对孩子们来说都已经足够了，他们的生命不应该是单一的灰色，因为互相之间的友情，天空有了五彩的颜色，这就是小组治疗中最大的魅力所在。

一、小组的规模

小组的规模有3人小组、5人小组、8人小组不等。一般儿童治疗不要超过8人到10人。有一些孩子可以循序渐进的安排到小组中。如先是适应3人组，再逐渐到5人组，最后到8人组。但不要过渡得太快，给孩子一些适应的时间。

二、分组的原则

1. 年龄

格特鲁德·奥尔夫认为年龄越小的孩子，小组的人数应该越少，数量可以随着年龄的增加而增加。如8岁左右的孩子可以8个人一组，3岁左右的孩子选择3个人一组。但这并不是绝对的，还得看孩子的性格特征和所患的病症，以及在小组治疗中的反应。

我个人认为，小组中孩子们互相之间的年龄差距不要超过3岁。如若在安排小组的时候不考虑孩子的年龄因素，而盲目认为智障患儿对音乐没有太多的审美就大错特错了。虽然孩子的智商可能永远停留在某个阶段，但是年龄的差距会影响孩子们之间的审美差别。如若对18岁的孩子唱儿歌，虽然是智障儿，但是他也会觉得很可笑，在小组中对音乐活动也不积极。我曾经长时间治疗过一名智障患儿，在她8岁的时候，我给她治疗时，使用了一些奥尔夫音乐，孩子特别喜欢，几乎每次课都要听一遍奥尔夫音乐。中间因为其他原因间隔了几年而中断了治疗，孩子一见到我还对奥尔夫音乐念念不忘，嚷嚷着要听奥尔夫音乐，但是当我给她再一次播放时，孩子已经没有了当初的热情，奥尔夫音乐不再对她有强烈的吸引力。相反，一些交响乐和流行音乐却开始吸引她，嘴里经常自己哼唱流行歌曲。所以如若在一个小组治疗中，不考虑年龄因素，将不同年龄段的孩子安排在一起进行治疗，治疗师无法根据不同年龄段的孩子选择音乐，治疗活动也难以收到成效。

2. 症状

来到小组的孩子有着不同的症状，分组时尤其要考虑到这一点。即使同是孤独症患儿，症状也有很大不同，患病程度也不一样，有轻度和重度孤独症患儿。智障儿童的差距就更为明显，智商高低不同，行为表现各有其特征。在个体治疗里，不用考虑如此多的问题，但是在小组治疗中，分组的结果直接影响着治疗效果。

在奥尔夫音乐治疗理念中，不提倡将相同特质的孩子安排在一个小组。而是提倡将不同特质的孩子组合，如过于焦虑的孩子与不焦虑的孩子安排在一起，没有语言的患儿与有语言的患儿安排在一组。在小组里成员应该互相能够给予对方所缺乏的能力，同时也从对方身上学习正确的行为。[1]

在我的治疗经验中，一般来说患病程度轻，情绪稳定的患儿可以安排多人组，如若患病程度较重，情绪和行为都比较不稳定的孩子，建议小组中的人数少点。也可以将患病程度轻和重的孩子互相搭配组合，如患病程度较轻的小组搭配一位稍微重度的患儿，小组可以带动、激发他的功能。有时候轻度孤独症也可以和智障患儿一起组合，尤其是在提高社会交往能力方面能起到较好的治疗效果。治疗师可以先尝试将孩子们组合，观察几次后，如若没有太大的问题，就固定小组成员。但切记在之后的治疗中不要随意的更换人员。每个孩子来到小组中与其他组员建立关系需要一定的时间，如果频繁的更换小组成员，容易导致孩子无法适应一个完整的小组，甚至起到相反的作用，因为长期没有建立稳定的关系，在小组治疗中更加容易退缩。

另外，建议不要将内向害羞的成员安排到能力太强的小组中，即使他们之间的智商和能力是在同一水平上，如果是能力太强的小组，内向害羞的孩子可能会更加封闭，将他们分到他们的能力高于这些小组成员的小组，这些孩子会更容易找到自信心，甚至在小组中会成为领导者。

三、不同小组的状态

小组和小组之间经常会出现很大的差异性，同样的治疗师，同样的治疗环境，但是不同的小组表现却完全不同。治疗师在执行同样的治疗目标时，有时候会使用相同的活动，但是不同的小

---

[1] Bruscia, Kenneth. E. 1987. Improvisational Models of Music Therapy. Charles C Thomas Publisher: 219.

组反应可能会完全不一致。治疗师要迅速察觉小组当时的状态，对活动进行调整。在我治疗的两个小组中，年龄平均差不多，智力水平也相当，但是对活动的反应却很不一样。其中一个小组情绪特别容易调动，小组成员积极配合，并且能够互相帮助。而另一个小组，却是另一番情景，小组的情绪很难调动，互相之间的交流很少，各自沉浸在自己的世界里，对活动没有太强烈的反应。如若是相同的活动，第一个小组很轻松就可以达到预期的效果，而另一个小组需要变化的手段更多，相互之间的配合都需要更长时间的磨合。因此，治疗师在应用相同的活动时，一定要考虑小组的状态，治疗中可能出现的情况，在这个活动中组员会有什么样的反应，根据患者的需要来调整活动的方式，以最终达到治疗目的。

四、小组的气质性格

1. 小组气质性格分类

如同每个人都有自己的独特性格一样，小组之间也有很大的差异，这个差异有可能是由治疗师决定的，也有可能是由小组成员互相之间的熟悉程度决定的，也有可能是由患儿的气质性格决定的。

我将小组的气质性格分为：开朗型的小组；内向型的小组；中间型的小组。

（1）开朗型的小组。在治疗活动中，这类小组几乎对所有的活动都非常热情，治疗师非常容易带动各类活动，小组成员积极配合治疗师的安排。活动的效果也非常好，小组之间甚至是互相帮助，非常友爱。问题是有时候可能会过于亢奋，治疗师在安排活动的时候，要注意此类小组的情绪，过于欢快与热烈的活动一定要谨慎运用，否则会有相反的效果，过于亢奋的小组场面也会失控。

（2）内向型的小组。这类小组，对活动的反应都偏于冷淡，治疗师在做活动时，可能需要花费更大的精力来调动小组的情绪。虽然是相同的活动，可能在开朗型的小组中，省略一些环节，小组也能很快进入状态，而在内向型的小组中，却需要多进行一些热身的环节才能让小组进入到游戏的状态中。所以治疗师无论是在指令还是活动安排上，都要考虑小组的气质性格设计活动环节。

（3）中间型的小组。这类小组介于开朗型和内向型小组的气质性格中间。这类小组以配合为主，没有像开朗型小组那么强烈的热情，但是在各类活动中都能遵循治疗师的指令而进行。

2. 影响小组气质性格的因素

不同小组的气质导致了不同的治疗手段，当然，当治疗效果并不理想的时候，我们不能只是认为这是小组自己气质性格决定的。从另一方面来说，不同小组的气质性格形成的原因与以下三个方面也是非常有关系的，有一些因素是可控的，而有一些因素却是不可控的，治疗师要清楚形成小组气质性格的原因是什么，为什么同样的活动在这个小组有很好的效果，而在另一个小组却又是完全不同的反应，甚至没有任何效果，明白了其中的成因，我想治疗师才能做出调整，来达到治疗目的。以下三个方面因素会影响小组的气质性格。

（1）治疗师个人因素。不同的治疗师，有不同的个性，这种不同的气质性格会直接影响小组的状态，同样的活动，不同的治疗师各自形成了自己独特的行为方式，如说话的语气、对患者的态度、自身的情绪，包括肢体动作等都受自己的气质性格影响。所以在治疗中，即使活动环节安排的一模一样，但是不同治疗师之间的治疗效果还是会有很大的差别。在多种多样的治疗流派呈现的同时，多种多样的治疗风格也在形成。但是，即使是使用相同流派的治疗师，在进行治疗时也会有很大的差异性。一般会出现以下两种治疗风格的治疗师。

严谨型的治疗师。这种气质性格的治疗师严格的遵循治疗环节，条理和结构非常清楚，这样的治疗师时刻强调治疗目标，严格治疗开始和结束的时间，治疗过程也井然有序，治疗师非常清楚治疗目标，并遵循治疗目标进行治疗活动。但是这类治疗师领导的小组很少会有高涨的情绪，因为治疗师有时候会忽视小组当时的一些反应，活动中间出现的闪光点，不能把握当时小组的情绪和状态来进行一些临时的调整，严谨度足够，但是灵活性欠佳。

自由型的治疗师。这种类型的治疗师在活动中并不完全遵循之前设计的活动过程和步骤。他更多地注重现场孩子的反应，可能会根据孩子的反应临时调整活动的过程。如活动的顺序，有时候会提前某个活动，有时候看小组的状态也会取消某个活动，甚至在治疗计划中并没有的活动，会根据当时的情况临时增加。这样的治疗师容易调动小组高涨的情绪，根据当时情况做出判断。但是临时改变活动内容的反应能力并不是所有的治疗师都能做到的，这样的治疗风格对治疗师的要求很高，治疗师首先要有很多的活动内容在脑海里，随时根据当时的情形抽调一个活动。另外，治疗师要具备丰富的临床经验，了解每个活动的效果和治疗目的。最后，治疗师要非常熟悉每个患儿的情况，观察他们的每个细微动作，对他们的心理、生理状况都能细微的察觉到。治疗师还要是一个很敏感的人，对小组当时的状态，要能感觉到，并当时判断小组的情况。

在小组中治疗师要把握好自由度是非常难的，相对来说，严谨型的治疗风格会安全一些，能最基本的保证治疗目标。而自由型的治疗师，要求是很高的，如何把握好自由度，这是对治疗师的一个挑战，既不能忘记治疗目标，又要根据小组的状态做出一些临时的调整。所以一般建议初做治疗的治疗师不要过于灵活,以严谨为第一位,当你变成经验丰富的治疗师时,再增加一些自由度。当然,治疗师在治疗中的风格形成与他的流派有很大关系,如 Robinson 的即兴演奏音乐治疗流派,就非常注重治疗师现场即兴的能力,这类的治疗师在治疗过程中普遍都会自由一些。而奥尔夫音乐治疗师则会相对严谨一些,因为奥尔夫非常强调环节的设计和铺垫。不同的流派在治疗中有不同的要求,自然而然地也对治疗师的气质性格产生了影响,但即使这样,从事同一流派治疗方法的治疗师之间的差异也是存在的。

(2)小组中的个体差异因素。一个小组中,我们即使安排同一类型病患进行分组,如孤独症组、智障组等,同一种病症之间的病患却都存在着很大的差异。虽然都是智力障碍,智力水平也相差不大,但气质性格上却有很大不同。有外向型的、内向型的,有攻击型的,还有退缩型的。各种不同的气质性格在一起,必然会影响整个小组的状态。治疗师在组成一个小组时,不仅仅要考虑到患儿的病情、年龄和症状,还要考虑到患儿的气质性格。如果此类小组中外向型的患儿过多,场面也容易失控,外向型的患儿在小组中很容易兴奋,多话、多动,对活动积极热情,但是小组中如果有两个到三个外向型的成员,没有足够经验的治疗师很容易无法控制场面。这样的小组普遍会比较亢奋,同时也非常挑战治疗师控制小组的能力。而小组中如果害羞、退缩的成员过多,小组整体的气质性格可能就偏内向。治疗师在活动过程中可能经常会有挫败感,有时候小组非常安静,治疗师即使是卖力的表演、弹奏、演唱,患儿却没有太明显的配合和反应。在这样的小组中,治疗师的治疗过程会变为自说自唱的独角戏,治疗师一个人在表演,成员没有任何反应,小组之间的互动无法形成。所以在安排成员组成一个小组时,治疗师要事先了解每个孩子在小组中的情况,然后再根据病情、年龄进行分组。中间型的小组成员气质性格的搭配就比较适当，有内向型的小组成员，也有外向型的小组成员，在这样的小组中，有外向开朗，多话、多动的，但也有安静、退缩的。治疗师在做活动的时候因为有外向开朗的成员积极配合，不会像内向型的小组那样安静无声，但是又比较容易控制小组，而内向型成员在外向型成员的带领下，互相之间也能够受到影响，熟悉之后也会逐渐的积极参与活动。在我的一个小组中，有一个孩子，特别内向害羞，刚开始加入小组时，叫孩子的名字，孩子从来都是低头不语，但是经过一个学期的治疗，孩子已经开始能大声在小组中应答自己的名字，并敢于和治疗师进行目光对视。在后期，孩子甚至能在课堂上大声制止别的孩子不适当的行为。虽然已经事隔多年，但这个孩子的改变至今仍然深深映在我的脑海里。治疗师在对小组进行分组时，一定要了解每个孩子的情况，不怕前期工作的烦琐，因为小组安排的适当与否会直接影响后期的音乐治疗过程。所以，在对孩子进行分组之前，进行一些小组环境中的测试是很有必要的。有一些孩子在个体治疗中与治疗师单独相处时，表现得非常友好，性格温和。但是一旦到了小组中，尤其是遇到比她弱小的孩子，却会有出人意料的攻击性，会突然地推倒对方，这样的行为在个体治疗时无法辨别出来。治疗师也可以通过家长来了解孩子在小组中的反应，和家长进行详细深入的交谈后，再决定对孩子进行分组。

（3）小组成员之间的关系决定小组的气质性格。小组成员之间的关系也会影响小组的气质性格，而小组成员之间的关系，很大程度受到成员之间互相熟悉程度影响。在一起时间越长的小组，互相越熟悉彼此的性格，在小组中融合得就越好。而相互之间越是陌生的成员，小组的融合度就越差，治疗师须花费更多的时间来磨合成员之间的关系。融合度好的小组，治疗师在做活动的时候，非常容易带动整个小组的情绪，小组更为积极、热情，而融合度差一些的小组，对活动的反应都不会很强烈，成员之间也没有默契配合。在我治疗的一个小组中，小组成员中有三个孩子曾共同就读于同一所学校，这些孩子组成小组时，没有陌生感，治疗师可以很快地将他们带入活动中去。小组其他成员受到那几位孩子的感染，也开始变得积极和热情，所以每次在给这个小组做治疗时，时间过得非常快，治疗活动几乎每次进行得都很顺利。

　　孩子们组成小组的时候，也是社会关系最初的形成，在这里不仅有友爱，还有竞争，小组成员在一起体验成就感的同时，也可能会体验挫败感，在满足了表现欲望的同时，也可能还会体验到失落感。在小组中成员体验着各种情感，学会表现自我，学会宽容他人，学会等待，学会关心别人。治疗师既是小组的核心人物，又是一名敏锐的观察者，治疗师不仅要组织小组进行活动，还要观察到每个成员的反应，在他们不适当行为出现时，及时制止，在他们情绪消极时，适时给予鼓励。有时候在小组成员故意以破坏性行为表现时，治疗师会给以忽视，小组成员害羞、退缩时，治疗师又会经常给以关注。当小组成员开始有争吵行为时，治疗师又需要坚定并及时制止孩子们的行为。总之，治疗师就像是孩子们中间的纽带，引领着小组成员走往健康的方向。治疗师在这里还要学会保护自己，尤其是针对年龄较大的患儿，他们有时候不仅互相之间有攻击性，还会攻击治疗师，但这些孩子的行为目的一般都是没有恶意的，大部分是因为情绪失控，或者过于兴奋。治疗师针对这样性格特质的孩子时，安排活动一定要谨慎，小心使用乐器。另外，在小组中最好配备两名到三名的治疗师，活动上更容易开展，治疗师互相之间也可以保护。

第三节 治疗环境的设定

1. 物件的摆放

儿童音乐治疗室须配备的物件有：乐器（各种打击乐器、吹奏乐器、钢琴、吉他等）；音响器材一套；可以绘画写字的小白板一块；小靠背凳子数张。其他设置按个人需要再配备。

治疗中除了必须配备的物件之外，尽可能越少越好，摆放过多，容易干扰孩子的注意力。治疗中不使用的乐器可以将它们收藏在柜子里。钢琴的摆放以略微斜对患儿活动之处为好，便于治疗师在弹琴的时候能看到患儿，不被钢琴遮挡住。

2. 室内的装饰与设施安全

大部分的儿童活动场所的装饰色彩丰富，非常漂亮。在儿童音乐治疗室却不要过于追求绚丽的图示，装饰以简洁、整齐、温馨为好。过于多样变化的图案和鲜艳的色彩都会吸引孩子的注意力，让他们分心。尤其对一些特殊障碍的孩子，视觉上过多的刺激会使其变得兴奋和烦躁。所以，治疗室内的装饰让孩子们感觉温暖即可。

室内的光线明亮，保持屋内通风也很重要。最好有观察室，方便父母从窗户外观察孩子的行为。

治疗室不宜过大或者过于狭小，过大的环境不容易集中孩子，跑得太远，治疗师消耗过多的能量，也不容易进行活动。过于狭小的环境会让孩子感到压抑，有一些肢体活动也无法很好的展开。因为有钢琴和乐器、壁柜的摆放，所以一般个体治疗以15平方米左右为佳，集体治疗则比它略大即可。

治疗室四周的墙最好是防撞并具有隔音效果的。在治疗中，经常出现过患儿敲打乐器对他人形成干扰的情况，所以隔音效果尽可能好。另外，有一些患儿有自伤行为，会将头撞墙，或是爬到高处，这些细节治疗师在环境设置时都需考虑。患儿突然出现的意外情况，有时候会令治疗师猝不及防。

治疗室最好是地板，如若不是，可以买一些泡沫垫铺在地上。有些孩子很喜欢躺在地上，或是坐在地上，柔软的垫子可以保护孩子，另外，铺上垫子形成的方格，让他们对活动的场所也有了空间意识。格特鲁德治疗师用地毯上的方格去划定每个患儿的范围和领域，他根据患儿的不同需要和治疗的计划来安排。比如对于退缩以及活动不愿受太多限制的患儿，都可以让他们自由的选择自己的方格作为限定范围。

总的来说，在设计活动环境时，治疗师需要着重考虑以下几点：环境的安全性；患儿需要多少活动空间；环境的设置对患儿的影响如何。

参考文献

Bruscia, Kenneth. E. 1987. Improvisational Models of Music Therapy. Charles C Thomas Publisher：219.

第五章 音乐治疗活动分类介绍

第一节 歌唱在治疗中的应用

只为我们自己歌唱是没有价值的，两个人一起唱会更好，逐渐地越来越多，成千上万人一起唱，直到我们成为一个伟大的和谐的音响，我们可以说：整个世界更美好了。

——柯达伊·左尔坦

著名的音乐教育家柯达伊把歌唱作为音乐教育的基础，并认为合唱能培养人们的高尚品格。在治疗中歌唱也是治疗师最为常用的方式。通过歌唱可以锻炼肺活量，增加气息流畅。歌唱还可以帮助有语言障碍的孩子，通过发音、咬字的训练，加强孩子的语言能力。在小组中一起歌唱可以增加集体凝聚力，以及被接纳感，同时也是一种情感的表达和宣泄。研究者发现，在 24 位患有 Broca 失语症的病人中，有 21 位病人依然还能唱歌。[①] 歌唱有合唱、独唱、重唱等方式。治疗师在带领患儿歌唱时主要采取两种形式歌唱：一种是即兴歌唱，一种是歌唱已创作的乐曲。在奥尔夫的音乐剧中，强调用即兴歌唱来叙述事情的经过，用即兴歌唱来讲述故事，会与用语言讲述的效果很不一样。

---

① Yamadori, A., Y. Osumi, S. Masuhara, and M. Okubo. 1977. Preservation if singing in Broca's aphasia. *Journal of Neurology*, Neurosurgery, and Psychiatry 40, no.3: 221-224.

1. 歌唱出孩子的名字

音乐教师刘莉燕在给孩子上课之前，会用不同的音高演唱孩子们的名字，"×××，你好吗？"（sol 和 mi 两个音）当唱到每个孩子的名字时，孩子脸上都会有欣喜的表情，并模仿老师的音调"我很好，谢谢你。"在音乐治疗中同样是如此，孩子们听到用音高演唱出自己的名字，会觉得新鲜、兴奋，注意力也更加集中。而治疗师随意的音高也可以给孩子更大的自由度，他可以模仿、创造，不用拘泥于一种固定模式，减少了紧张和害怕。在孩子具备一定音高模仿能力后，治疗师可以借用钢琴、钟琴或是竖笛、吉他等乐器扩大音域，在演唱之前给孩子一个音高范围，孩子在治疗师给以的音高范围内歌唱自己的名字。在音乐的一问一答之间，歌唱名字变得有诗意，治疗关系更为融洽。

2. 用歌唱贯穿活动的过程

有时候治疗师安排的活动之间衔接处会出现冷场，一个活动完了，下一个活动是什么，如果我们说："好，下面我们来做……"这样就像上菜一样吃完一个又一个，没有一个衔接的感觉，孩子们也容易在这时候丧失情绪，打乱治疗的连贯性和整体性。如果用歌唱来贯穿活动与活动之间的衔接则效果会不一样。在一个活动结束后，治疗师可以唱着问孩子"接下来会发生什么呢？"或者"让我们来猜猜（23 23 3），让我们来猜猜（念白）下面的活动是什么下面的活动是什么？（53 53 53 3 53 53 23 1）？"

唱完后治疗师紧接做下一个活动，衔接就会更为自然一些，而孩子们的注意力不容易在活动转换的时候被分散，可以继续保持治疗的连贯性。如下面这一首歌就是很好的热身以及衔接的方式：

让我们唱一首歌

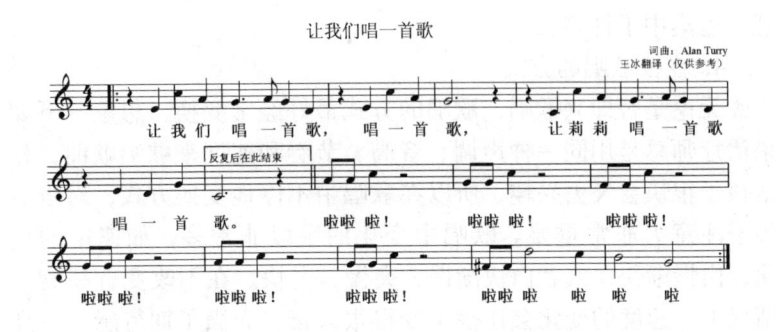

词曲：Alan Turry
王冰翻译（仅供参考）

[乐谱：让我们唱一首歌，唱一首歌，让莉莉唱一首歌 / 唱一首歌。啦啦啦！啦啦啦！啦啦啦！/ 啦啦啦！啦啦啦！啦啦啦！啦啦啦啦啦]（反复后在此结束）

3. 用歌唱与孩子进行交流

在歌唱中，孩子变得更放松，美妙的旋律能吸引孩子，让孩子集中注意力。在一个孤独症孩子的治疗中，我曾经运用了大量的歌唱与他进行交流。这名孤独症患儿的刻板语言非常多，一进治疗室就开始自言自语，内容会有广告词或是完全和当时情景不相干的事情，有时候听孤独症患儿的刻板语言犹如在听收音机不停的搜索一般，各个不相干的频道的信息在他们的脑海里都堆积在一起，可能会突然冒出一个频道的声音，马上又转换成另外一个频道，互相之间没有任何的连续性，与当时的情景也毫不相干。很多家长对孩子的刻板语言出现时都会厉声制止，一般我会忽略孩子的刻板语言，用别的方式将他的注意力吸引过来。每次这个孩子走进治疗室自言自语时，我会唱着问他："你好！"开始的时候孩子往往会停止一下，然后继续自言自语，我接着唱"你好，×××（人名）。"孩子看我一眼，停止了自言自语，一会儿又要张嘴，我意识到他又要开始刻板语言，马上又唱了一句问他："你今天坐什么车到我这里来？"孩子很新鲜，没有吱声，可能他不知道怎么回答，但是他听见我的问话了。随着治疗次数的增加，孩子渐渐觉得用歌唱的方式与我交流很有趣，他不仅听我的问话，并尝试着唱着回答我的问题，无意义语言明显减少，注意力也集中了许多。

4. 变换歌唱的方式

无论是否即兴歌唱，歌唱的方式最好经常变换，想象一下如果治疗师总是用同一种声调、音高、节奏和速度来歌唱歌曲，相信孩子很快会失去兴趣，所以在歌唱中不停地变换方式，对吸引孩子注意力非常重要。歌唱中变化的手段非常多，如速度的变化，由慢渐快，或者由快渐慢，突慢、突快。在不改变音高旋律情况下，速度的变化会让孩子变得很兴奋，充满了期待感。音高同样也可以变化，同样的旋律可以尝试不同的调性，也会给人新鲜感。而音色的变化应用也非常多，治疗师模仿不同动物的声音，如熊爸爸歌唱的声音、小兔子歌唱的声音，孩子在模仿中会觉得生动有趣，同时提高了他们对声音的分辨能力。另外，音量的变化也是经常使用的，治疗师时而轻轻地唱，时而大声地唱，可以刺激孩子的听辨能力，集中他们的注意力。

第二节 动作舞蹈在治疗中的应用

舞蹈治疗师 Judith Kenstenberg 创作了一套动作分析体系，对肢体动作进行了分类，并详细的分析不同动作代表的含义。人的基本动作都包括：拉伸（四肢展开，手臂向上或是向下伸展）、扭动、摇摆、晃动、摆动、抖、转、拍、跳跃、奔跑、跨、跺脚、走、踢等。不同性格特征的人有着自己不同的动作体系，突出其中的动作特征。身体不同的部位的动作表现也蕴涵着不同的意义，成年人和小孩子同样都是如此。孩子的动作行为中蹦跳过多，属于兴奋型，精力旺盛；孩子的行为中跑动过多，很难停止行为，代表冲动控制能力差；踢射行为较多的孩子，则有一定的攻击性；身体僵硬绷紧的孩子，性格固执，容易有强迫行为。这些行为在正常儿童和特殊儿童身上都有所体现,特殊儿童有时候是生理上的缺陷导致。在治疗中,我们可以通过以上一些规律帮助我们观察不同孩子的行为性格,根据不同孩子的需要进行训练。

1. 肢体协调感的训练

在治疗中,孩子们跟随音乐走、跑、跳、做动作等活动可以训练孩子肢体协调能力。

示例:《坐小船》(李妲娜《奥尔夫音乐教育思想与实践》)。

音乐:水声、微风吹过的声音、歌曲《摇小船》。

乐器:鼓、铃铛、镲、音块。

故事:放假了,我们一起出去旅游。大家坐在小船上(坐在地上,双手抱膝)船儿随着波浪摇晃,晃呀,晃呀多么开心(前述姿势基本不变,双脚离地,以臀部为支点,全身前后左右自由晃动)!这时候水面上吹着微风,我们愉快地唱着自己的歌(即兴歌唱,只要求歌曲具有摇晃的节奏特点)。现在风越刮越大了,小船晃得厉害起来了。慢慢的,风变小了,我们又唱起歌来。忽然,台风来了,越刮越猛,小船被大浪一会儿掀起,一会儿抛下,最后小船刮翻了。

活动进一步发展:给每个孩子指定 1 个音,如王某是 do1;张某是 mi;当治疗师弹到某个音时,被命名音的孩子就随着大风被刮倒;高音区时起来,低音区时下去,此起彼伏。

2. 社会交往能力训练

舞蹈和动作都是非常好的社会交往训练方式。在音乐中一起跳舞、唱歌,无形中消除了孩子们互相之间的隔阂,让相互的接触变得自然和亲切。这里的舞蹈不是指表演性质的舞蹈,而主要是强调互动的集体舞,奥尔夫中的宫廷舞、民间舞都非常适合孩子们之间的社会交往。在中国的很多集体舞,汉族和少数民族的一些民间舞蹈都适合社会交往。

3. 自信心训练

大部分有特殊障碍的孩子肢体都并不舒展，很多孩子的肩膀向内弯，背略微弯，这样的动作特征表现出孩子的自信心不足。因为某些方面的障碍，令这些孩子有强烈的自卑感，对自己的行为和身体都缺乏自信心。动作训练中，缺乏自信心的孩子可以加强伸展训练和挺直腰背训练。分为以下几个步骤来进行：

（1）放松训练。

（2）伸展训练：四肢向外尽力伸展打开，双手向上延伸，身体向空中伸展，再慢慢收回。治疗师引导语：我们是一粒埋在土里的种子，慢慢地从泥土里钻出来了，开始向上伸展，吸收了阳光、雨露，我们慢慢变成了一棵小树，不断地向空中延伸，向两边伸展，越长越高了，越长越大了……

（治疗师在旁边进行音乐伴奏，音乐跟随孩子的动作由弱渐强，由慢速逐渐变急促。）

（3）当孩子能够伸展自己的身体后，治疗师再加入腰背的训练活动：治疗师出示一个图片，让孩子们观察图片的特征，模仿图片上的人物行为（站得笔直的小动物或人物），进行挺直腰背的走路训练。

（4）在集体的舞蹈中，轮流即兴带领舞蹈动作，个体创作不同动作表现自己，集体跟随模仿。

4. 对自我认识训练

动作训练还可以帮助患者建立自我意识，和自己的身体建立关系，达到身心融合。训练步骤有：

（1）伸展身体（同上）。

（2）奥尔夫方法中的声势训练，拍打自己身体的各个部位，不仅训练了节奏感，同时达到身心的和谐发展，尤其适合缺乏对自我的认识与肯定的患者。

（3）孩子听音乐做动作，逐渐转变为与音乐互动，最后发展成没有音乐肢体也自然而动。

（4）放松训练。作为音乐治疗师，更深层的意义是如何让患儿把课堂深化到生活中去，脱离音乐自然而动。在这里更多的应该是让孩子感受音乐，孩子通过在享受音乐的过程中净化心灵，完善人格才是真正的目的。这里的动作注重的不是"形"，而是"神"。孩子们对音乐的自然而动，不在乎姿势的漂亮与否，一切以自然为美，只要是孩子发自内心的"动"就是美，治疗最后的意义也在于此。

5. 空间意识训练

空间意识分为两种：一种是对环境的空间意识，如高低、远近。另一种是对人与人之间的空间意识，深层次来说是个人界限掌握的问题，分为三种：一种是亲密距离（一手之内）；一种是中性距离（一手之外），属于社交距离；一种是远距离（二手之外）。界限可以起到保护与分隔的作用，对于不喜欢的人，应该将其隔在一臂之外，拒人一臂之外是应有的能力，也是自我保护能力。对于特殊障碍儿童的空间意识训练，也分为这两个层次来进行，一方面是训练对环境的空间意识，另一方面是对社会交往中的人与人之间的空间意识。

（1）环境中的空间意识。环境中的空间意识主要训练孩子对前、后、左、右不同方位的距离感。

训练过程：

A. 跟随音乐随意走动，音乐停止时，停止行走，治疗师指定一个固定地点，孩子边数自己的步伐边走到固定地点。治疗师不停地更换不同的指定地点，有远距离有近距离，但要求孩子数出步伐。

B. 治疗师将孩子每次数出的步伐数字，用符号在黑板上画出来，或者用小红花等小饰品将其摆出来，从视觉感官上让孩子观察不同的距离。

C. 治疗师指定一条直线距离，要求孩子听音乐行走，在音乐停止时，孩子必须到达目的地（音乐可能只有一句，事先让孩子先熟悉）。

D. 还是这一条直线距离，要求孩子用不同的步伐数去走完，如用8步或是4步走完，每当孩子走的时候治疗师给以音乐伴奏（8步是伴奏8拍，4步则是伴奏4拍）。

E. 治疗师要求孩子跟随音乐倒退行走，音乐可以较为缓慢，跟随孩子步伐的频率。

F. 治疗师指定一条直线距离，要求孩子听音乐倒退行走（步骤同C和D）。

G. 治疗师制定一条S线，孩子跟随音乐走出S线路，先是向前行走，后再是倒退行走（训练步骤同直线距离方法）。

H. 在以上基础上增加难度，让孩子闭眼训练（过程同上）。

注意事项：在所有活动刚开始时，治疗师先带领着孩子行走，逐渐再让孩子脱离治疗师单独行走，每次孩子完成任务时，治疗师给予不同形式的奖励。

（2）社会交往的空间意识。对孩子们的社会交往空间意识训练，主要通过集体的舞蹈和一些交往游戏来进行。

A. 集体舞蹈：圆圈舞、握手舞。这些舞蹈有一些需要有肢体接触，也不需要有一些肢体接触，但是互相之间保持距离。

B. 孩子听音乐一起自由行走，音乐停止时，听从治疗师指令，完成拉手、敬礼、握手、说"你好"等一些社会交往时的行为。

6. 自控能力训练

在动作中对孩子自控能力的训练，主要是跑、停控制训练。

训练过程：

A. 跟随音乐行走，音乐先是有规律的停止（一个8拍或是4拍），孩子也停止不动。

B. 音乐无规律的停止，孩子停止行走。

C. 音乐有二分音符、四分音符、十六分音符交替，孩子跟随不同的节拍行走出相应的律动。

D. 在不同音符和速度的交替中，音乐突然地停止，孩子跟随运动和静止。

E. 在静止时，治疗师给出不同的指令，孩子按要求做出动作，如"坐下"、"双手着地"等。

第三节　乐器在治疗中的应用

一、乐器在音乐治疗中的意义

治疗中使用的乐器以简单、易操作为主，所以奥尔夫的乐器在治疗中大为欢迎。它不需要技巧的训练，简单易行就可以达到音乐的目的。这在治疗中是非常重要的，因为音乐在这里仅是一个手段不是最终目的。

大部分有障碍的孩子在语言的表达上都存在着一定的困难，智障与孤独症患儿在语言方面都有不同程度的障碍。而很多患儿也正因如此，逐渐丧失了与他人进行语言交流的愿望，语言功能也因此更为退化。音乐作为一种非言语的表达方式，给患儿创造了一个安全的氛围，当孩子们从演奏乐器的一刹那开始，乐器起到了患儿与外界沟通的桥梁作用。

1. 乐器提供安全感

很多孩子最初来到治疗室来时，会感到不安全和紧张，可能会烦躁不安的奔跑，或者大声叫嚷，或者退缩、躲避在一个角落。但是当听到音乐时，当你把乐器递给他时，明显能感觉到孩子放松了许多。他可能会大声地敲击乐器，听到鼓的"砰砰"声，脸上露出满足的笑容。他也可能只是把乐器拿在手里，但是并不演奏它，只是轻轻的玩弄。一般在治疗中，很少有孩子会拒绝乐器，即使不演奏，孩子也愿意手拿一件乐器。拿了乐器的孩子，一般不会再到处跑动、烦躁不安，他会将注意力更多的投入到手中的乐器。他会探索乐器的各种敲击方式，可能有一些不适当的演奏方式，但几乎没有孩子会刻意毁坏乐器。治疗师在刚开始给孩子乐器时，不要过多地纠正孩子的演奏方式，否则会给孩子带来挫败感，当孩子与乐器逐渐熟悉后，治疗师再慢慢教会孩子一些正确的演奏方法。

2. 乐器作为治疗师与患儿之间的媒介

在儿童音乐治疗中，乐器是治疗师与孩子之间沟通的重要媒介。音乐的非语言表达方式，让它成为人与人之间很好的沟通桥梁。音乐治疗师正是应用了音乐的这一特殊性，能够很快建立起与患者之间的关系。因为有了乐器，患儿更为安全，他与治疗师之间不再是生硬的面对面的交流，而是有了一件特殊的方式，一种不用语言但同样可以表达情感的交流方式。在我对孤独症患儿做个体治疗时，我经常会使用钢琴，当患儿走进治疗室时，我会边弹边唱，向患儿问好，有一些孩子会走到钢琴边上，用手指随意敲打键盘，也有时候会倾听一会儿，还有一些患儿会把我的手从钢琴上挪开，自己在钢琴上演奏，当他发现没有我演奏得好听时，他又会将你的手放到钢琴上，要求你继续演奏。有一名孤独症患儿，每次来做治疗时，都会和我一起坐在钢琴凳上，翻开乐谱，要求我弹唱一些歌曲，如果喜欢听哪一首歌曲，他会要求："再弹一遍"，逐渐的，当我对他提出一些要求时，他也会开始配合我。比如，我弹奏钢琴的时候不再唱歌，要求他唱，他也会开始演唱。再到后来，孩子开始在钢琴上与我一起演奏乐曲，在不知不觉中与我建立了互相信任的关系。开始听从我的指令，与治疗师有了初级交往。

3. 乐器作为一种情感表达方式

即使是擅用语言的人们，经常也会使用音乐来表达自己的情感。有特殊障碍的孩子也是一样。他们会悲伤、喜悦、愤怒、失落、无助，虽然他们在身体其他方面有一些障碍与缺陷，但他们的情感与普通人是一致的，他们可能不善于表达，或是用相反的行为来表现自己的情绪。比如可能用攻击性的行为表达自己的恐惧，用喃喃自语来表达内心的焦虑等，而乐器可以提供他们很好的宣泄渠道。一名高智商的孤独症孩子在治疗时，会自己在钢琴上创作各种乐曲，每次演奏完都很开心地说："我在编曲呢。"有一次来到治疗室时，孩子明显情绪比较忧伤，他来到钢琴边，又开始编曲子，节奏缓慢，旋律都以下行为主，嘴里自己还哼哼，我在旁边轻轻地敲钢片琴配合他，孩子的心也逐渐平静下来，治疗结束后，孩子的情绪也得到了恢复。由于理解能力和表达能力的限制，我们在很多时候与孩子沟通时都有不同程度的困难，尤其是有特殊障碍的孩子，他们的语言能力和理解能力都弱于同龄的孩子，但是他们的感情都是一致的，这些孩子在情感上遭遇到的挫折又比同龄孩子要多得多，然而他们经常无法表达，也不知道如何表达，所以有了各种各样他人看似怪异的行为，自言自语，大声叫嚷，自伤、攻击他人等。音乐给了他们一个很好的情感表达渠道，在乐器演奏中获得安全感，情感获得释放。

4. 乐器建立孩子们之间的交往

不同孩子使用不同的乐器，可以让他们互相有了区分的意识，如王×拿着鼓，张×拿串铃，当每个人演奏不同声部时，大家通过乐器对同伴有了认识。孩子们一起演奏乐器，学会了互相配合，同时也产生了集体关系。另外，活动中交换乐器演奏也可以增加他们之间的互动性，在互相交换乐器演奏时会出现一些情况，如有一些孩子不愿意交换乐器，有一些孩子想要演奏别的孩子的乐器。治疗师帮助他们学会等待、轮流、主动的谦让等，都可以帮助孩子们建立社会交往的能力。

5. 乐器作为奖惩方式

如何控制特殊障碍儿童的行为，对于治疗师来说不仅需要积极地引导，还需要很好的奖惩方式来配合。在行为治疗中经常采用刺激—反应模式来强化患儿的正向行为。如在患儿正确行为下给以糖果、饼干等喜爱食品。这样的方式在一定情况下会有帮助，但刺激过多会减少对患儿的吸引力。另外，在治疗中，如果当患儿每次有正确行为时都给以食物，吃食的过程则会影响治疗。在音乐治疗中，乐器可以很好的作为强化患儿正向行为及惩罚不适当行为的手段。如若患儿行为失控，我会以剥夺他手中的乐器作为惩罚手段，而当他行为正常时再及时给他乐器。一般情况下，患儿为了不失去手中喜爱的乐器会及时控制好自己的行为。这样的惩罚也不会破坏治疗师和患儿之间的关系，但治疗师在没收患儿乐器之前都会先给予口头警告，观察患儿的行为是不是有意为之，再决定是否没收。而当孩子们行为表现好的时候，我也会以让其演奏乐器作为奖励方式。比如在发放乐器的时候，会对患儿提出行为要求，以乐器发放先后顺序来奖励行为适当的孩子。或是刻意限制乐器数量，只有少量乐器，需要集体轮流等待，这时候也会对患儿有行为要求，以演奏乐器顺序作为奖励方式。一般孩子在这时候都会很好地配合治疗师，控制自己的不适当行为。但治疗师要知道这并不是真正的惩罚，尽可能让每个孩子都能演奏乐器，以免他们失望。

6. 乐器提高感官能力（视觉能力、触觉能力、听觉能力）

格特鲁德治疗师曾经提出了乐器能够提高孩子多方面的感官能力，尤其是视觉能力、触觉能力和听觉能力。多种多样的乐器呈现出不同的音色、形状和质感，无论是对有视觉障碍的儿童还是听觉障碍儿童同样有着不同的帮助。有视觉障碍的儿童通过触摸不同乐器的形状，圆形的鼓、长方形的梆子、梯形的音条琴、椭圆形的沙锤，都可以帮助他们获得感官认识。有听觉障碍的孩子通过每一种乐器带来的独特触感，冰冷的、光滑的、粗糙的、轻盈的、笨重的、坚硬的、弹性的、温暖的等，在触摸的时候都能带来不同的感官刺激，在演奏时对乐器有了立体意识。最重要的是乐器给孩子们带来了不同的听觉感受，每一种乐器都有自己独特的音色特征，清脆明亮的三角铁、沉闷的定音鼓、热烈明亮的大镲、短促清晰的双响筒，每一种声音给孩子带来不同的感官体验。有时候孩子们会将三角铁的声音想象成小鸟的叫声，定音鼓的声音想象成雷声，双响筒的声音想象成小马奔跑的声音。不同的乐器音色赋予了他们丰富的想象力，为他们的生活带来一丝绚丽的色彩。

二、乐器的用法

治疗师在治疗中使用乐器时，为了让孩子在演奏时更好的获得成就感。不仅要充分了解每一种乐器的特性，如音色特征、演奏时的难点等，同时还要谨记以下几个原则：

1. 演奏前的准备

在每一次治疗开始之前，治疗师要准备好当天的治疗活动中需要使用的乐器，乐器数量根据被治疗的人数来决定。最好将准备好的乐器放入一个备用的盒子中，等到需要使用时再将乐器拿出来，这样的细节安排在治疗中不可忽视。想象一下，如果治疗师每次在需要用到乐器时临时翻箱倒柜地寻找，不仅耽误时间还会影响治疗的进程。有时候长时间找不到一件乐器，如敲击三角铁的铁棒、鼓槌，会让孩子在等待的过程中心烦意乱，治疗师自己也会着急，变得慌乱。另外，如果拿出来的乐器过多，有一些在治疗时并不需要使用，但是孩子们看见了就会有所期待，没有使用看到的乐器会给他们带来失望的感觉。这些理念在对普通孩子的音乐教育中也同样适用，因此，治疗师在治疗之前用短短的几分钟将需要使用的乐器整理出来，对治疗的顺利进行也有重要意义。

2. 治疗中乐器的使用

（1）经济地使用乐器。奥尔夫音乐治疗师格特鲁德曾提出要对乐器有限制地使用，不要放纵孩子任意地使用乐器。在我的治疗中，有时候经济的使用乐器更容易吸引孩子的注意力。他们演奏乐器的欲望也往往会因为乐器的不足而更为强烈。尤其是在小组中只有一件乐器可以传递使用时，孩子们都对演奏乐器充满了期待感。而每次演奏乐器的孩子也会成为小组中关注的焦点，增加了在小组中的自豪感。另外，一件乐器的传递也帮助孩子们加强对乐句的理解和记忆。每一个孩子敲打乐器的时间往往也伴随着一个乐句的结束，孩子们在视觉观看时逐渐找到乐句的规律，学会记忆乐句的长度。经济地使用乐器，能让多动的孩子学会在小组中等待，内向羞涩的孩子学会在小组中单独表演，增加自信心。所以，并不是越多乐器的应用就越能达到好的治疗效果，治疗师只要学会安排，同样能让孩子在游戏中获得成长。

（2）考虑每个孩子的特征来安排乐器。治疗师要根据每个孩子的特点选择适合他们演奏的乐器，根据不同孩子的障碍情况，选择合适的音乐活动。在音乐治疗中最主要的原则一定是让孩子们喜欢这个音乐环境，在音乐中保持愉悦的心情，音乐对他们的干预才能起到作用。然而，每个孩子都有着不同程度的障碍，如若治疗师乐器安排不当，患儿在音乐中也很容易产生挫败感。在我的治疗中发现有一些孩子很不容易控制的乐器，活动中无法呈现应有的演奏效果，比如三角铁和双响筒乐器，三角铁需要一只手将乐器拎起来，捏住乐器三角的部位则无法敲奏出清脆的声音。如若让孩子自己一只手执乐器，一只手演奏，对很多患儿来说都很难完成。所以，我在治疗中也观察孩子，如若他们暂时难以两只手很好地配合，我会手拎三角铁，孩子手持敲击的铁棒，在需要演奏时再让孩子敲击。双响筒乐器也是如此，有些孩子在肢体协调性方面有一定障碍，每次敲击时都不能很准确地敲击出声响，治疗师或者简化敲击的节奏型，或者可以用响棒（双手互击的木质乐器）来代替。总而言之，尽可能避免使孩子在治疗中产生挫败感。

但是，另一方面，治疗师又要帮助孩子们恢复健康，如有上肢问题，须多准备上肢运动的活动。如何既能帮助孩子锻炼有障碍的肢体，又能让他们获得成就感，需要治疗师进行长远又细致的计划安排。这个过程需要循序渐进，治疗师不可操之过急。在Robbins的治疗录像中，有一位需要进行上肢训练的孩子，给我留下了深刻的印象，对我在治疗中也有很大启示。录像中治疗师对这位孩子安排的活动都是以上肢运动为主。一位治疗师弹奏钢琴，另一位治疗师拿着一个镲和孩子游戏。每次音乐间歇时，治疗师就将镲送至孩子合适的位置让他用手中的槌子敲击大镲，间歇完后，治疗师又将镲挪开，等待下一次间歇。孩子觉得很有趣，对演奏充满了期待，手拿槌子不停地去够镲的高度。治疗师只是在间歇时才满足孩子的演奏欲望，但是每一次都会变换不同的角度和高度，一点点增加难度，既锻炼了孩子的上肢能力，孩子也乐在其中，并不觉得乏味。

（3）小心使用乐器。乐器一定要有控制地使用，尤其是对于一些大音量的乐器，镲、鼓、锣、铙钹等金属类乐器和皮质类乐器，治疗师要有控制地使用它们，乐器如若使用不当同样会对孩子造成伤害。金属类的乐器在治疗中主要作为特色音效来使用，尽可能不要同时敲击。

三、乐器的分类及演奏方法

1. 皮质类乐器——鼓

皮质类乐器主要是指各式各样的鼓。鼓是很有魅力的一件乐器,中国的鼓类乐器丰富多彩,种类不计其数,在世界各地各个民族、不同场合、娱乐、祭祀、庆典等,鼓都是重要的乐器。在古代巫师手中,鼓是不可或缺的一件乐器。在奥尔夫的教育理念中,鼓的应用不拘一格,非洲鼓、印度鼓、军鼓、定音鼓等,各式各样鼓类,只要音乐需要,均可以被采用。而在现今的音乐治疗中,鼓也是最为常用的。病患在即兴演奏中所选择鼓的大小,都有着特殊的象征意义。儿童音乐治疗中,孩子们也很喜欢鼓这件乐器,一般拿上了会爱不释手。但是鼓的使用不当很容易造成混乱和让孩子们变得兴奋,对有一些躁狂的孩子来说,尤其要注意鼓的小心使用。

2. 鼓的故事

在我的治疗中,拉拉是一名很容易兴奋的孩子,喜欢跑动,说很多的话,也很喜欢敲鼓,每次进治疗室时,她只要看到鼓就会拿起来,"咚咚"地敲个没完,越敲自己越兴奋,有时候敲得有节奏,有时候敲得没有节奏,乱敲一气,别的一起上课的孩子也会被她敲得兴奋不已,我经常被她的鼓声敲得很烦躁。但是拉拉自己很享受,这种亢奋的状态经常会持续整个治疗过程。所以治疗师在用乐器之前,最好把乐器先藏起来,不要让孩子看见,应该放在不显眼的地方,直到用的时候才将它取出来。对于这种容易亢奋的孩子,给她用鼓也要慎之又慎,很长一段时间里,考虑到拉拉的亢奋情绪,我都只是给她一个单鼓,并不把鼓槌给她,用手掌敲鼓的声音明显要弱于鼓槌敲击。当她能控制自己行为、听从指令时,我会将鼓槌交给她,但一旦出现乱敲的状况,我会警告没收鼓槌,而拉拉为了能够获得敲鼓也尽可能地控制自己的音量。

但也有孩子会突然不喜欢鼓的声音。在治疗中,有一名患儿叫小新,被诊断为孤独症。在将近一年的治疗中,我经常会用到鼓,小新从来没有拒绝,并且随着治疗次数的增加,小新也逐渐进步,在演奏时也学会了听指令、看手势,尽管语言上还没有太多的变化,但从社会交往各方面来看,小新在小组中的进步是比较突出的。但在后期的一次治疗中,意外却发生了,刚开始小新进入治疗室时,看不出有任何的情绪异常,在前两个热身活动中,小新非常配合,积极地跟随治疗师的指令,甚至有了一些创造力的表现。我正为小新的表现感到高兴,准备拿出鼓来,进行下一个活动,当我刚把鼓拿在手上准备发给学生时,小新忽然惊恐地看着我手里的鼓,一边挥动着手一边大叫:"不要!不要!"我当时愣了一下,轻声问道:"小新,你不要鼓?"小新还是挥动着手,大声叫道:"不要!"我迟疑了一下,说道:"好吧,那我先让别的同学敲,你等会儿想要了再给你。"说完我要将鼓递给另外一个特别喜爱敲鼓的小男孩,那名小男孩刚要伸手接鼓,小新又惊恐地声嘶力竭大叫起来"不要鼓!"我从来没有见他出现过这样的反应,赶紧把手缩了回来,我说:"好,小新不喜欢鼓,我们先不敲。"但这时候小新情绪已经有些失控了,他变得非常激动,大口地喘气,因为小新长得很魁梧,我怕出现意外的伤害,赶紧出门去叫小新的妈妈,正在这时,小新狠狠地打了他身边的一位助手一下,妈妈进来后,小新眼睛红红的大声叫道:"不上课了,回家!"随即妈妈把他领走了。因为事情发生得过于仓促,我未能和小新的妈妈多聊,妈妈简单地说,小新爸爸不在家,好像小新不开心,但是为什么突然不喜欢鼓,妈妈也不知道。我事后回忆整个治疗过程,并观看了治疗视频,实在是没有找到小新突然不喜欢鼓的原因,从当天小新上课的情绪来看,在鼓出现之前,小新一直表现得非常好,注意力也很集中,做活动的时候很开心，而以往小新也从未有过不喜欢鼓的反应。这次的事件更提醒了我，鼓可能在众多乐器中是最为耀眼的，应用最为广泛，但同时在治疗中的应用也是应该非常谨慎的。这些特殊的孩子或多或少在情绪控制上都会有一些问题，尤其是孤独症的孩子，可能会有突发的强烈情绪波动，而鼓的声音容易让人兴奋，也容易让人烦躁，比较容易激发人的情绪，治疗师在活动中应用鼓时应该仔细观察孩子的当时状态和反应，每一次治疗在鼓的使用上应该是有控制的，尤其是多个鼓一起演奏的这种情况要建立在对孩子充分了解的基础上，才可以小心使用，否则可能会发生意外情况。

（1）鼓的演奏方法。演奏方式为手掌或鼓槌敲击鼓面。应该说，与其他乐器相比，让鼓出声会相对容易一些，轻轻地一拍，就会有发出有弹性的声音。在治疗中，鼓的敲击手法不可能像印度鼓、非洲鼓那么多变化的手段，孩子们的能力也达不到，我在治疗中只是尽可能让孩子们能参与到音乐活动中来，所以一般不会过多地纠正孩子们的敲击演奏方法，以出声为主要目的，各个孩子能力不一样，有一些孩子可能永远也做不到正确的敲鼓方式，治疗师要看各个孩子的能力所在，适当的给予指导。在治疗中做到理想的音乐不是主要目的，主要目的通过音乐改变孩子的行为，让他们在治疗中变得自信、注意力开始集中，开始有了互相的交流。如若面对这些特殊的孩子过分纠正他们的演奏乐器姿势，可能会让他们变得畏惧，更加没有自信，治疗自然没有了效果。所以在治疗中一般采用手掌和鼓槌敲击两种演奏方法。

（2）鼓在活动中的常用方式。

方式一：动作的伴奏

在带领孩子们做走走停停的活动时，鼓是我经常使用的乐器，孩子们听鼓声也更容易找到律动。一开始带孩子做"走与停"的活动时，治疗师最好使用手鼓，轻盈便携，治疗师拿在手里边敲边带着孩子走，等孩子明白声音与动作的关系后，治疗师可以在一边使用固定的鼓来敲击节奏型。

方式二：合奏乐器中的主奏乐器

鼓在打击乐器合奏中也是不可或缺的乐器。低音声部可以使用定音鼓，高音声部使用小手鼓，无论是音响庞杂的交响乐还是小小的儿歌，敲击的鼓声都会令孩子们无限喜爱。而在打击乐合奏中，孩子们会喜欢抢着敲打鼓的声部。

方式三：特色音效

鼓还可以作为特色音效使用，用手指在鼓面轻轻敲打模拟下雨的声音，鼓槌在低音鼓上敲击，可以模拟出雷声，单击一个高音鼓可以模拟出子弹的声音。在孩子们的想象中，不同的鼓声都有着不同的寓意和内涵。治疗师不要轻易去否定孩子们的想象力，一件乐器需要正确的使用方法，但是对声音的想象却是无限的。

（3）注意事项。

A. 鼓的放置，面朝下，防止一脚踩上去将鼓踩破。

B. 鼓槌的使用。有些孩子会把鼓槌当棒棒糖放进嘴里吮吸。在治疗中，曾经有一个孩子就很喜欢将鼓槌当成棒棒糖放进嘴里。这种情况，治疗师不要着急抢夺，如果孩子不肯从嘴里将鼓槌拿出来，叫孩子的妈妈进来帮忙。但是，后来孩子会以此见他的妈妈，开始是无意为之，逐渐变成有意的了。所以，每次发鼓槌时我会和孩子说，如果他把鼓槌放进嘴里，我将不再发给他鼓槌，后来有几次孩子只能用手敲鼓，逐渐不再将鼓槌放进嘴里了。

另外，有攻击性的孩子，在小组中也一定要注意，攻击性的孩子一般先进行个体治疗，行为有所改善后再进入集体，有攻击性的孩子会用鼓槌伤人。如若集体里有一名这类孩子，治疗师在治疗中一定要时刻注意，一般不建议发乐器给这类孩子，先让他跟着集体做活动，当他在集体中有一定的安全感，情绪稳定后再尝试将乐器发给他，但是时刻要关注孩子的行为，最好有专门的一名治疗师跟随在身边。

3. 金属类乐器

金属类乐器主要包括三角铁、镲、锣、碰铃，在这几类乐器中应用最多的是三角铁和碰铃。三角铁的声音非常清脆，演奏时有淡淡的余音，即使是众多乐器同时演奏，三角铁的声音经常也是难以掩盖的，而且三角铁声音很独特，可以模拟钟声、铃声等，在声音辨别中能清晰的与其他乐器区分开来。但我在治疗中，进行打击乐器合奏的活动时，使用三角铁的几率不是很高，原因是对于一些孩子来说，比较难以掌握三角铁。演奏三角铁时需要一只手拎着上面的小环，另一只手敲击，孩子们经常会拎不住乐器，乱晃，这样也很难敲击三角铁，而有些孩子为了固定住三角铁，就用整只手捏住三角铁的边，虽然可以稳定住乐器，但也使它失去了余音，声音不再悦耳了，孩子们往往演奏三角铁的兴致也并不高涨。治疗中使用乐器的原则还是以简单易操作为主。如若孩子演奏有困难，可以将三角铁更换成带着塑料手柄的碰铃，孩子们更易于掌握。

三角铁的作用：作为信号三角铁清脆的声音很像是铃声，我有时候将三角铁的声音作为上课的信号，孩子们逐渐会在听到三角铁的声音后快速坐到座椅上，等待活动的开始。在歌曲伴奏中，三角铁也是很好的乐器。我会带他们演唱"星星在歌唱"（敲击三角铁），孩子们会将星星的形象与三角铁的声音联系在一起。

在打击乐器合奏中，三角铁属于高音声部乐器，与低声部形成鲜明对比，因为金属类乐器都有延音，适合长音时演奏，不适合快速敲击。最好在乐器编配中，让其能单独演奏，可以作为特殊音色来表现。

注意事项：单独存放三角铁乐器。敲击三角铁的铁棍很容易在众多乐器中遗失，治疗师在存放乐器时注意将它们与其他乐器分隔，可以更好地保护乐器的完整。

4. 木质类与散响类乐器

木质类乐器包括单、双响筒，木棒、木鱼等，声音明亮、短促没有延音。木质类乐器在治疗中也是使用较多的乐器，尤其是单响、双响筒。一般在乐器编配上给它安置在中音声部，适合敲击快速节奏型。木质乐器可以锻炼孩子的手眼配合能力，对于一些孩子来说，右手能够将手中的木棒准确地敲击在双响筒上，也需要一定的练习。一般我会让功能高一些的孩子使用木质乐器，对于他们，有挑战性的一些乐器更能满足他们的成就感。

散响类乐器包括沙锤、串铃，音量小、声音散，有延长音。散响类乐器的声音比较细碎，虽然很容易发出声响，但却不容易控制声音。尤其是在要求演奏停止时，散响类乐器很容易来回晃动，发出杂音。所以，治疗师在指挥孩子演奏此类乐器时，需要给以更为明确的手势告诉他们将声音止住。有时候孩子的肢体不容易控制，可以要求他们在演奏时将乐器用一只手固定在腿上，另一只手去轻轻拍打出声。在模拟风声，轻盈的铃铛声时，散响类乐器都可以替代。但散响类乐器如若使用不当，则很容易让治疗环境变得很嘈杂，影响孩子们的情绪。所以，在治疗师详细了解这些乐器特性时，小心使用他们，就可以产生很好的治疗效果，如若使用不当，则对治疗没有帮助，甚至会起到相反的作用。

5. 有固定音高类乐器

治疗中常使用的有固定音高乐器分为三类：一类是吹奏类乐器，主要有喇叭和竖笛；一类是打击乐器，主要有音条琴，高、中、低木琴，高、中、低铝板琴以及小钟琴，以及音块。一类是弹奏类乐器，如钢琴和吉他，在治疗中大部分情况下为治疗师所用。

治疗中用的喇叭是有固定音高的单音喇叭，这种喇叭非常容易吹奏，不用考虑气息控制，也不用按住音高，轻轻一吹就可以出声，孩子很容易就学会演奏，每个孩子吹奏不同的音高同样可以演奏出完整的旋律。竖笛的难度相对大一些，有一些气息控制要求，左右手需要按住音孔，但学习后可以很好的锻炼孩子的肺活量和气息的运用，同时也增强精细动作的能力。吹奏类乐器需要注意的是一定要让每个人使用自己的乐器，保证干净卫生，防止互相之间的交叉感染，孩子们自己经常没有这样的卫生意识，治疗师一定要做好充分的清洁工作，同时也要加强孩子们的卫生概念。

演奏音条琴对肢体控制能力要求很高，在治疗中对音条琴的应用大部分仅限于要求孩子们演奏简单的和声与单音。一般音条琴都是用来给歌曲伴奏的，我在教会孩子们演唱一首歌曲后，编排简单的和声与打击乐器为歌曲伴奏，活动会变得非常生动。在我对两名轻度孤独症患儿治疗中，孩子进入治疗室第一件事情就是坐在音条琴前，等着和钢琴一起演奏《你好歌》和《名字歌》，孩子非常认真地在琴上找出每一个音符，演奏完成后无比的满足。音条琴的困难在于不容易携带，很多场合又无法临时配备，治疗师可以准备一些独立的音块，在治疗中应用同样起到很好的效果。

第四节　音乐剧在治疗中的应用

一、治疗目的和过程

1. 目的

（1）学会情绪表达。有情绪障碍的孩子，通过扮演音乐剧中的角色,学会不同的表情、手势等增强情感表达能力。害羞的孩子,在扮演中大声的说话、唱歌,增加表达自我的机会。

(2)建立空间意识。孩子通过舞台中不同的站位,有了初步的空间意识,"舞台右边"、"舞台左边、前边、后边"等。表演时先后顺序上场,给予他们次序的概念。

(3)增加合作交往能力。孩子在音乐剧的排演过程中会逐渐学会与各种各样的群体一起合作,增强了社会交往能力。模拟真实生活场景的表演,令他们学会社会技巧。

(4)提高自信心。孩子在角色扮演中对自我有了认可,舞台上的表演增加了他们的自信心。

2. 音乐剧的过程

(1)故事讲述。在音乐剧开始都是以一个生动的故事作为引入。故事不用太长,但是一定要很有趣,吸引小朋友们的兴趣。治疗师讲述故事时可以用各种方式来吸引孩子。但治疗师选择的故事要考虑角色的丰富性,个性鲜明,如大灰狼和小白兔都是个性和形象上鲜明对比的两种角色,小朋友们易于理解。

(2)音乐剧中的歌曲。音乐剧歌曲的来源有三种:一种是治疗师创作;一种是小朋友自己创作;最后一种是用现成的歌曲改编运用。对有障碍的孩子,让他们自己创作歌曲,难度太大,有时候也无法表现场景。现有的曲子又不一定适合剧情要求。所以,最好是治疗师自己创作歌曲,可以简短,但能表现故事情节的进展和形象。当然,用现成的音乐剧剧本就不存在自己创作歌曲的问题了。

治疗师在开始排演音乐剧之前,先教会孩子们演唱剧情中出现的歌曲,在演唱中,治疗师也可以逐渐判断让哪个孩子来承担何种角色。

(3)乐器伴奏。在音乐剧中,乐器的伴奏也很重要,很多时候场景的气氛渲染就是靠乐器的演奏来推动。在指定角色之前，治疗师最好让孩子们都能有机会演奏乐器。

当孩子们学会歌曲后，治疗师再指派孩子们去分别演奏不同的乐器。鼓励他们去尝试不同的乐器，找出最合适的人选。有一些孩子的手眼配合能力不好，治疗师可以给她安排合适的乐器去演奏，让她保证音乐的完整性，同时获得成就感。

乐器的演奏应该强调出歌曲里的关键词或者在演奏中提高张力。演奏乐器者需为语言和情境进行即兴配乐，丰富剧情表现力。

（4）语言部分。治疗师选择不同的学生扮演不同角色，要发现不同学生的能力和个性。在独白上，要求发音清楚，口齿伶俐，治疗师要做示范，如果有障碍的学生说话太微弱，治疗师要配以话筒。

治疗师一般充当旁白，给表演者进行提示。治疗师尽可能在排练中不要改编语言，因为会影响孩子们的记忆。治疗师在孩子们表演时不停地提示孩子，如"可可希望小木偶变成真的""可可走到了舞台中央"等，尤其是对功能低一些的孩子，治疗师可以走近孩子便于帮助。

（5）舞台技巧。舞台上无外乎背景设计、幕布等，可以让功能高一些的孩子参与到舞美设计中来，治疗师也可以请家长帮忙。服装、道具的准备虽然烦琐，但孩子们却很喜欢这个制作的过程。

（6）热身。刚接触音乐剧的孩子，入门非常重要。在让孩子们扮演角色之前先要让他们学习练习一些表情。比如早晨去学校要迟到了，是什么样的表现，然后激发学生扮演并不熟悉的角色。让孩子们看着镜子，表演悲伤、高兴、愤怒的表情。再让孩子们讨论不同表情的经验，即什么情况下发生愤怒的表情等。鼓励孩子去扮演反差很大的角色，木偶在音乐剧中应用可以成为内向孩子很好的道具。

孩子们喜欢扮演一种活动的机器、用具或是交通工具。例如，治疗师指定学生扮演一辆车子的轮子、门、发动机等。让一个人当镜子模仿另外一个人的动作，也是很好的训练孩子入门方式，如一人做刷牙、洗脸的动作，对面一人当镜子模仿。也可以让大家互相猜测所扮演的角色等。

二、活动示例

1. 热身活动

例1：大雨中的行人——王冰设计

角色：小强

乐器：打击乐器——沙锤（小雨点）、镲（闪电）、定音鼓（雷声）、双响筒（小强走路）、钢片琴（彩虹）、摩擦鼓面（风声）

场景：马路

旁白：小强正走在回家的路上，天渐渐变黑，乌云密集，路上刮起了风，越刮越大，忽然一声响雷，伴随着一道闪电，紧接着雨点开始滴落下来，雨也越下越大。小强开始奔跑，跑着跑着，雨停了，天上出现一道亮丽的彩虹……（治疗师旁白并指挥孩子们乐器演奏）

例2：《不象话》

角色：小鸟、孩子们（集体）、马儿、子弹

乐器：三角铁、钟琴、梆子、鼓

朗诵者：

如果鸟儿不歌唱，（三角铁）

如果钟也敲不响，（钟琴）

如果马儿不会跑，（梆子）

如果子弹射不了，（鼓）

如果孩子不哈哈笑，（全体笑声）

那可真是不像话!(齐奏)

——材料来源:中国音协奥尔夫培训班

例3:太阳、星星、月亮——王冰设计

角色:太阳、星星、月亮

乐器:铃鼓、串铃、三角铁

道具:画着太阳、月亮、星星形状的三个纸板

服装:金色的和银色的披风各一件

旁白:太阳、星星和月亮是三位好朋友,他们每天轮流出来值班,太阳出来了。

太阳慢慢升高(铃鼓由弱渐强的伴奏),太阳唱:"我是太阳,我的阳光万丈。"(即兴演唱)

太阳又慢慢的降低(铃鼓由强渐弱),太阳唱:"我要去睡觉了。"(即兴演唱)

旁白:月亮闪着洁白的光出来了。

月亮慢慢走过来(三角铁伴奏),月亮唱:"我是月亮,我的月光洁白无瑕。"(即兴演唱)

旁白:星星也出来了。

星星蹦蹦跳跳地跑了出来,唱:"我是星星,我会闪闪发光。"(即兴演唱)

(太阳、月亮和星星分别找三个地方站好了)

旁白:孩子们出来了。(众人上场)

大家:太阳升起来了,我们起床了。

嗨求,嗨求,嗨求,嗨求,升起了。

太阳升起了

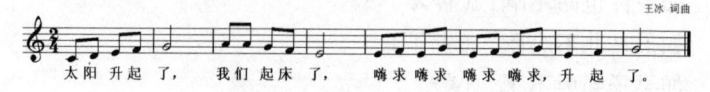

王冰 词曲

太阳 升起 了, 我们 起床 了, 嗨求 嗨求 嗨求 嗨求,升 起 了。

（太阳慢慢地升高，铃鼓声由弱渐强）

大家：月亮星星出来了，我们睡觉了。

嗯……嗯……

月亮和星星

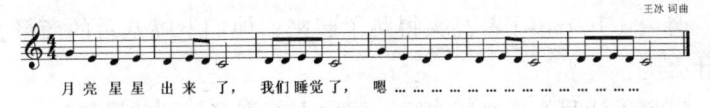

王冰 词曲

月亮 星星 出来 了，我们 睡觉 了，嗯……………………

2. 音乐剧

《石头人》

——王冰设计

人物：四个孩子：嘟嘟、薇薇、小井、潇潇

　　　魔法师

　　　妈妈

音乐：木质乐器；沙锤；中音钟琴；高音钢片琴

服装：魔法师：帽子、胡子、披风

道具：魔法师的手杖；孩子坐的小船和船桨；金色的碎末、方形头套（用纸板做成）

场景：河流、岛屿（有树、花草和石头）

（嘟嘟、薇薇、小井和潇潇在家里玩耍）

旁白：妈妈不在家，四个淘气的孩子在家里玩得很开心，但他们更想出去玩。

薇薇：

外面的世界真美好，

天空晴朗，

我想出去玩，

出去看一看，

出去玩一玩。

我想出去玩

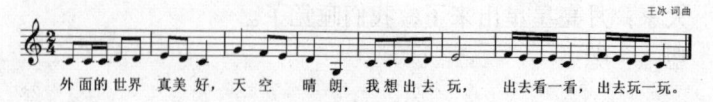

外面的世界真美好,天空晴朗,我想出去玩,出去看一看,出去玩一玩。

旁白:几个孩子都高兴得跳了起来,他们七嘴八舌的商量去玩什么呢?

嘟嘟:让我们摇小船去吧,河面上有许多美丽的风景!

旁白:几个孩子都高兴得蹦了起来,他们唱着歌出了门。很快,孩子们来到了河边,他们找到了一条小船,上了船,开始划桨。

孩子们:

  摇摇摇小船,

  顺着水面漂,

  哗啦啦,哗啦啦,哗啦啦,哗啦啦,

  顺着水面漂。

摇小船

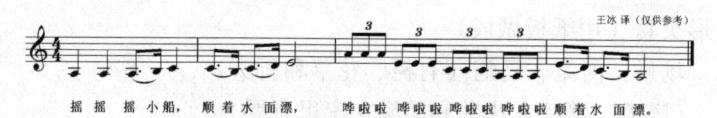

摇摇摇小船,顺着水面漂,哗啦啦 哗啦啦 哗啦啦 哗啦啦 顺着水面漂。

旁白:孩子们摇啊摇,摇着小船漂啊漂,越漂越远,离家也越来越远了,但孩子们玩得很开心,忘记了一切,忽然他们看见了一个亮光闪闪的岛屿,从岛屿上隐隐约约还传来歌声:

魔法师唱:

  在这快乐的小岛上,

  没有烦恼,没有忧愁,

  快快来吧,孩子们,快快来吧,孩子们,

  糖果、蛋糕、冰激凌和巧克力

都在等着你们来吃。

谱例：

快乐的岛屿

王冰 词曲

在这快乐的小岛上，没有烦恼没有忧愁 快快来吧孩子们 快快来吧孩子们，糖果蛋糕冰激凌和巧克力，都在等着你们来吃。

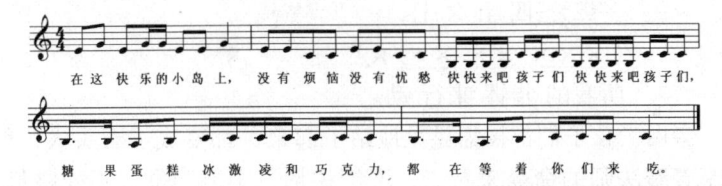

旁白：孩子们听到美妙的歌声，肚子更饿了，大家奋力摇着小船划向小岛。孩子们很快上了小岛，岛上好多的玩具和吃的，孩子们兴奋得大声叫起来，大家迫不及待的大口吃着水果、蛋糕，兴奋地玩着，天色渐渐暗了，孩子们也累了，他们躺在地上睡着了。这时魔法师出来了，魔法师看着一个个熟睡的孩子，哈哈大笑，拿出手杖一挥，说道：

魔法师：都给我变成石头人！

旁白：岛屿忽然变了，吃的和玩的都没有了，只剩下无数的石头。

魔法师说：哈哈，马上就凑齐一千个石头人，我就可以把你们移到哆唻咪星球给我盖房子啦。

魔法师唱：

  调皮捣蛋不听话的小孩子，

  统统给我过来吧，

  我把你们变成石头人！石头人！石头人！

石头人

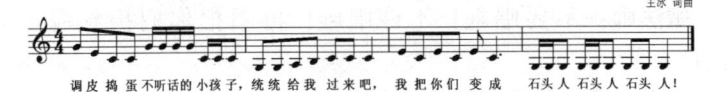

王冰 词曲

调皮捣蛋不听话的小孩子，统统给我 过来吧，我把你们 变成 石头人 石头人 石头人！

（白）（××××××××）
　　　不能 说话 不能 动，
　　（×××××××）
　　　一二 三四 五六 七，
　　（××× ×× ×× ×）
　　　听我的 指挥 来行 动。

旁白：孩子们都摇摇晃晃地站了起来，都变成了石头人，他们跟着魔法师的命令来行走，不能说话，不能唱歌，不能跳舞，他们只有默默地哭泣，后悔贪玩跑出家门。魔法师命令他们来到海滩边冲洗沙子，将沙子冲干净后再抬走。

音乐：沙锤和钟琴模仿海浪冲击沙子的声音。

旁白：孩子们干了一天的活，累极了，夜深了，魔法师也睡着了。孩子们抱在一起小声说话。

潇潇说："我想妈妈了。"

嘟嘟说："我也想妈妈了。"

旁白：四个孩子抱在一起哭泣，他们想起了一首妈妈常给他们唱的歌。

孩子们：
世上只有妈妈好，
有妈的孩子像个宝，
投进了妈妈的怀抱，
幸福享不了。

旁白：孩子们唱了一遍又一遍，歌声越来越大，岛上所有的石头人都开始跟着唱，原来大家都是淘气贪玩跑出来的孩子，大家的歌声惊醒了魔法师，魔法师气急败坏地跳起来。

魔法师：不要唱啦！不许唱啦！再唱把你们扔到海里去喂鱼！

旁白：孩子们都吓得不敢出声了，但还有的孩子在哭泣，这时，天微微亮了，大家隐约听到远处传来呼唤的声音。

妈妈们：孩子们，你们在哪里？妈妈来找你们了，我们听到你们的歌声了，你们在哪里？

旁白：孩子们一听妈妈的呼唤声，高兴得拍起手来。

孩子们：妈妈来了！妈妈来找我们了！我们接着唱，妈妈就能听见我们的歌声了。

旁白：孩子们又接着唱《世上只有妈妈好》，魔法师急得直跳脚，开始施行魔法，让孩子们住嘴。奇怪的是，魔法师的魔法不起作用了，孩子们也慢慢变回了原来的样子，原来孩子们只要唱歌，魔法师的魔法就会失去魔力，孩子们发现了这个秘密，更加大声地唱了起来，岛上所有的孩子都站起来了，恢复了原来的样子，他们高兴得又蹦又跳，揪住了魔法师的胡子、衣服，拿掉魔法师的手杖，魔法师只好不停地求饶。这时，妈妈们也过来了，孩子们扑向了妈妈的怀抱，他们在一起唱歌、跳舞。

舞蹈：《苏珊娜》

旁白：大家唱啊、跳啊，都忘记了魔法师，这时嘟嘟忽然想起来了。

嘟嘟：我们把魔法师抓起来，他把我们变成石头人，我们要惩罚他。

众人：对！把他抓起来！

众人唱：
  魔法师这个大坏蛋，
  快点把他抓起来。

抓住魔法师

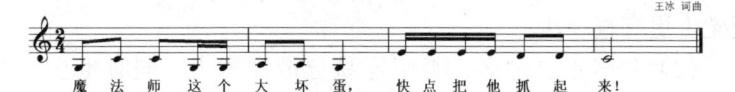

王冰 词曲

魔法师这个大坏蛋，快点把他抓起来！

旁白：大家找啊找，把岛屿都找遍了，也没有找到魔法师，这时听到空中传来一阵笑声，大家抬头看到了魔法师在空中若隐若现。

魔法师：你们不要找了，我在这儿呢！孩子们你们要是还调皮捣蛋，不听话，偷偷溜出家，我还会找你们的，别忘了，我的哆咪咪星球等着你们呢！哈哈哈！我会回来的！下次你们的歌声对我就没用啦！

旁白：孩子们都紧紧依偎在妈妈身边。

孩子们：妈妈，我们再也不乱跑了，我们听妈妈的话，不让妈妈担心了。

旁白：孩子们和妈妈幸福的拥抱在一起，一起唱起了歌，回家了，歌声渐渐远去。

众人唱：《摇小船》。

第五节　图形谱在治疗中的应用

这里所指的图形谱是指乐器编配符号的图谱。图形谱是对正式乐谱的一种简化，对音乐的一种直观符号反应。奥尔夫音乐教育中的听力训练经常使用图形谱的方式，孩子在参与音乐活动中，不需长时间的识谱练习，迅速参与，演奏变得更为迅速和便捷。在我的长期实践中，这种方式同样非常适用于特殊障碍孩子，图形谱减少了他们在识谱上的障碍，很快在音乐中体验到成就感。图形谱编配时要注意以下几点：

（1）符号的编配要与音色特点或是打击乐器形状相符合，在视觉上更有直观性。

（2）符号不要过多，否则容易分散注意力，同时也会影响记忆。

（3）治疗师可以用不同的颜色代表不同符号，但是颜色不能使用得太多了，三种到四种颜色为宜，过多的颜色会干扰演奏。

（4）治疗师设计图形谱要观察孩子的能力，能力强的孩子可以给予复杂一些的符号系统，能力弱一些的孩子一定要简单一些，否则治疗不但没有效果，相反还会挫伤他们的自信心。

（5）在演奏图形谱之前，治疗师用不同的方式先让孩子熟悉图形符号，如先用嗓音游戏（为不同的符号设定不同的嗓音）、声势动作（不同的符号使用不同的动作来代表），当孩子们熟悉了图形符号后，再进行乐器演奏，往往有较好的效果。

《卡门》序曲

王冰编配图形谱

○鼓；＿散响；♀三角铁；☆镲；×木制；

A
‖: ☆ ○ ○ ＿ ☆ ○ ○ ＿ ☆ ○ ○ ＿
　　☆○ ☆○ ☆○ ×× ×:‖
‖: ♀♀♀ ♀♀♀:‖ ○ ○ ○ ○ ×× ×× ×× ×
　　○ ○ ○ ○ ＿
　　☆ ○ ○ ＿ ☆ ○ ○ ＿ ☆ ○ ○ ＿
　　☆○ ☆○ ☆○ ×× ×

B
　　♀♀♀ ♀♀♀
　　× × × × × × × × × × × ×
　　♀ 　 ♀
　　♀♀♀ 　♀♀♀
　　× × × × × × × × × × × ×
　　♀ 　 ♀　　　　　　♀♀♀　♀♀♀

A
　　☆ ○ ○ ＿ ☆ ○ ○ ＿ ☆ ○ ○ ＿ ☆○☆○ ☆☆☆☆ ＿ ○
　　○ ❘

《喜洋洋》——民乐合奏曲

王冰编配图形谱

○鼓；☆散响；~三角铁；×木制

A
‖: ○ ○ ○○   ☆ ☆   ☆ ☆ :‖
    ☆☆ ☆☆   ×× ×× ×× ××
    ☆☆ ☆☆   ×× ×× ○ ○

（四拍间奏）

B
‖: ~ ~ ~~ ~   ~ ~ ~~ ~
   ~ ~ ~~ ~   ~ ~ ~~ ~ :‖

A
‖: ○ ○ ○○   ☆ ☆   ☆ ☆ :‖
    ☆☆ ☆☆   ×× ×× ×× ××
    ☆☆ ☆☆   ×× ×× ○ ○   （结束）

参考文献

Yamadori, A., Y. Osumi, S. Masuhara, M. Okubo. 1977. Preservation if singing in Broca's aphasia. *Journal of Neurology*, Neurosurgery, and Psychiatry 40, no. 3: 221 – 224.

第六章 音乐治疗活动操作方法

第一节 治疗中的音乐

适用于儿童治疗的活动非常多，先不说国外的资料，仅是国内现有的儿童歌曲、音乐游戏，就数不胜数。作为音乐治疗师，完全可以采用现成的很多歌曲、活动来应用到治疗中去。虽然是有障碍的特殊群体，但这些孩子的心灵实际上与普通孩子没有两样，尤其是对音乐的感受性，甚至有高于普通孩子的情况。诸多实验研究都已经表明，在很多个案研究中发现，一些统管我们认知能力、语言能力神经虽然遭到破坏，但统管音乐能力的神经系统却完好无损。随着对大脑神经的进一步科学研究，相信不久的将来会为大家揭开这个奥秘。这也是为什么我经常在孤独症儿童的音乐治疗中，发现具备音乐方面特殊才能的孩子。或许也是别的神经系统的不发达，令他在音乐方面的才能尤其突出。就如盲人的音乐能力，远远高于普通人。视觉的丧失，令他们的听觉能力更加突出，既是长时间锻炼听力的结果，也可能是少了很多视觉上的干扰因素，更能集中注意力在听力上。这些特殊孩子其他能力受损，但音乐能力完好保留，因此音乐同样也能带给他们与同龄人一样的快乐。而对这些在其他能力上已经无法达到成就和自信的孩子来说，音乐也显得格外的重要和亲切。那么音乐是不是在应用中就一定百利而无一害呢？并非如此，如果音乐使用不当，实际上还会对孩子造成更大的伤害。所以在让他们接触音乐时，父母和老师更是要小心，其他孩子在音乐上遭遇挫败感后，还可能在其他方面获得成就感。如果这些孩子在音乐上也遭遇挫败感，那将是非常悲哀的事情。本人经过长期的接触、治疗这些特殊障碍的孩子，对迫切希望应用音乐来帮助孩子的亲人和老师提出以下建议。

在治疗中，我们不以好与坏来衡量音乐，没有哪种音乐更高雅，哪种音乐更为低俗，或者哪种音乐更复杂，哪种音乐更简单。我们评价音乐的标准主要在于适不适合孩子。适不适合孩子要从孩子对音乐的态度来判断，即孩子喜欢、厌恶还是毫无反应。每个孩子喜欢的类型可能都不太一样。有些孩子喜欢慢速柔和的音乐，有些孩子喜欢欢快热烈的音乐。孩子对音色也有自己的审美追求，有一些孩子喜欢钢琴的音色，有一些孩子则喜欢笛子的音色。我曾经见有一个孤独症儿童，对很多乐器都没有反应，最初以为他对音乐的感受性并不强，后来有一天他见到另一位孩子在拉提琴，孩子走上前去情不自禁地跟着音乐的旋律摇摆自己的身体，很是陶醉。很显然，孩子被深深吸引了。

所以，我们在为孩子选择音乐时，要仔细观察孩子的反应，并不是这个孩子喜欢的音乐，另一个孩子就一定会喜欢。而在治疗中如果想应用音乐来帮助孩子，前提就得让孩子接受并且喜欢，音乐的干预才会有效。一名合格的治疗师，要想真正帮助患儿，就必须了解并掌握多种多样的音乐，给孩子演奏不同的乐器。这也是奥尔夫音乐教学在教育和治疗领域大为盛行的原因，毕竟奥尔夫乐器对教师和学生来说，相比其他乐器需要从小的系统化训练还是简单的多了。与其家长或老师在疑虑，或者到处打听哪一种音乐适合自己的孩子，还不如仔细观察孩子的喜好，听音乐时的反应，找到最适合自己孩子的音乐，然后再通过这些音乐给孩子带来成长的快乐。

治疗师在治疗中的音乐主要有以下两种方式：

一、现场乐器演奏

在西方乐器中，钢琴是最具有代表性、表现力最为丰富的乐器。钢琴在为合唱、器乐、肢体律动伴奏都有着其他乐器不可比拟的优势。欧美国家音乐治疗师在治疗中一般都以钢琴演奏为主。但因为钢琴的庞大和固定，所以一般情况下，演奏钢琴的治疗师也无法同时指挥和带领活动，必须有另一名治疗师一起完成治疗过程。而吉他则携带轻便，治疗时可以将其背挎在身上，治疗师可以边弹边唱同时又能兼顾带领治疗活动。这样解决了在演奏钢琴时治疗师一人无法带领活动的难题。在治疗人员不足，或是治疗场所无法配备钢琴的情况下，吉他是治疗师最好的选择。当然，也有一些治疗师会选择自己擅长的乐器作为治疗时主奏的乐器，如大提琴、小提琴、长笛等，运用得好也可以起到非常好的效果。因为本人擅长演奏二胡乐器，在做治疗时，曾经用二胡为老年人的歌唱伴奏，很受他们的欢迎。但在儿童音乐治疗中，曾经进行过尝试，效果不是很理想，这方面还需要进一步探索。

二、播放音响方式

很多音乐教育工作者和治疗师一样，在音乐的寻找与选择上总是会遇到困难。因为无法自己创作，即使创作出音乐也需要像作曲家那样经过配器、演奏、录音这一系列工作才能完成，这对于治疗师来说几乎是不太可能的事情，花费的功夫太大，也不一定有好的效果。ROBBINS 的方式又对钢琴演奏水平有很高的要求，除了学习钢琴专业的人员，大部分音乐治疗师和音乐教育者也无法具备很好的即兴演奏能力。所以，很多时候我们都会采用现成的音响作为主要的音乐来源。而儿童音乐治疗和音乐教育的音响又非常有限，市面上不一定能买到你所想要的合适音响。在我的经验中，一般会采取以下方法来选择音乐和使用音乐。

1. 以不同的方式重复使用同样的音乐

如若我们已经有了非常好的适合孩子的音乐，使用过程中也有很好的效果，可能会反复使用它，但是重复的次数如果太多就不容易让孩子一直保持浓厚的兴趣，即使再喜欢的音乐活动，孩子到一定时期也会产生倦怠感。但孩子大部分情况下并不是不喜欢音乐，而是可能对活动的兴趣降低。这时候，如果要使用重复的音乐，又要使孩子保持良好的兴趣的话，治疗师可以改变活动的内容，孩子同样能喜欢音乐。比如说，在乐器合奏中改变声部的配置，在舞蹈中改变队形等，都可以增加孩子的新鲜感。

2. 所选择音乐的特点

（1）乐段结构简单。AA1A2A3 一个主题重复结构，旋律无变化，仅在音色、速度、调性等方面有所改变的音乐；AB 单二部结构；ABA 单三部结构；ABACAD 回旋曲式结构。

（2）歌词不要太复杂或抽象，儿童年龄越小歌词越简单，要容易记忆与理解。语言最好是汉语，即使选用了外国歌曲，也要尽可能翻译成中文，以最高程度减少儿童听辨的障碍。

（3）旋律以平稳进行为主要特征，音高之间的跨度不要太大。

（4）节奏以规整节拍最好，不要有太多的散板，或是复杂律动变化，除非是为了配合某些特定情景。对于中国的特殊儿童，我建议避免欧美一些爵士音乐，复杂多样的节奏会让他们更为混乱。

（5）速度以中速为宜。不要选择过快或过慢的乐曲，过快容易导致一些孩子亢奋，过慢又不容易激发孩子的兴趣。

三、两种音乐形式的利弊

现场乐器演奏和播放音响方式各有其利弊，治疗师可以根据现有的治疗条件灵活使用。乐器演奏和弹唱的方式可以根据现场的情况而改变，应用更具灵活性。但是对治疗师的演奏水平有较高的要求，所以在普遍应用上比较困难。播放音响的方式可以有更多的音色、乐器变化，如有一些交响乐也可以应用在治疗中，这是个人演奏无法达到的。另外，音响应用起来也比较方便，不受乐器条件的限制。在中国，很多治疗场所无法配备钢琴和吉他也是常有的情况。但是播放音响的不利之处在于，无法根据患儿的行为进行速度和情绪的调整，有时候选择的音响也不一定有很好的效果，这是依赖音响作为音乐治疗主要手段的局限性。一名合格的音乐治疗师都要掌握一件擅长的乐器，能随时根据现场的治疗情况进行判断：该使用何种音乐方式对患儿最有效。

第二节　治疗师的音乐活动

一、治疗中选择活动的问题

1. 创作新的活动还是选择旧有的活动

很多时候，治疗师会遇到这种情况，即精心准备好的活动，用在治疗中孩子们并不喜欢，或者没有反应。这中间有操作过程的问题，但也有因为孩子们不喜欢这首歌曲，或者不喜欢这个活动内容的缘故而造成。在我们发现旧有的活动无法引起孩子兴趣或者并不适合孩子的情况下，怎么办呢？有些治疗师会选择自己创造一些活动，比如 Robbins 中心的治疗师们即兴能力都是一流的，因为流派创始人 Nordoff 本身就是作曲家和钢琴家，所以治疗风格一直延续下来以即兴创作为特色。但能做到这点的治疗师并不多，既能有高超的演奏技巧，又有很强的即兴能力。创造出一个新的活动有很大的难度，而且在运用中也不一定成功，所以大部分治疗师会选择现有的活动进行治疗。其实，如果有创造能力当然很好，但如果不能创造出很好的活动时，治疗师也不用着急。很多时候我们会忽视了现有的资源，我们可以利用很多旧的活动中孩子喜欢的元素，进行提炼加工就可以整合成一个新的活动。比如，孩子非常喜欢演唱的某一首儿歌，治疗师将这首儿歌根据自己的需要进行改编，在歌词或者旋律、节奏上都可以进行一些变换，既让孩子有熟悉的感觉，又有新鲜感，提高兴趣。比如我介绍的《如果你喜欢》这首歌曲，大部分孩子都会喜欢。我们在演唱时将它进行一些小的改变，将"如果你喜欢"换成"如果你不喜欢"，或者速度上做出渐快、渐慢的变化，或者是加上乐器等。一个活动就可以变换成很多个活动，但是主要的成分并没有变。这样改编的活动，可以减少新活动不成功的概率，治疗师也不用煞费苦心在创作上。

2. 是不是需要经常地变换活动

治疗师在使用一个活动几次后，就会想孩子会不会不喜欢了？要不要变换活动呢？如果是音乐教育的话，当然需要让孩子学习更多的音乐知识。但在音乐治疗中，只要治疗师谨记孩子的治疗目标是什么，如果活动对孩子起作用，在行为方面有帮助和改善，治疗师就不用考虑经常变换活动，实际上，在这些孩子的心中，旧有的活动在没有厌烦的情况下能给他们更多的安全感。所以，治疗师是否更换活动，要根据孩子的反应和治疗目标来决定。

在治疗中，我经常会发现有一些活动可以长期使用，如代表着一定仪式含义的活动。上课开始时演唱的《你好歌》和《名字歌》，以及下课时演唱的《再见歌》都不会令孩子们生厌，不是那么有趣,但唱完歌曲代表着上课与下课。相反,孩子对一些有趣的活动的持久力却并不是很久,有时候孩子之前很喜欢的活动,在某一次课中会突然没有反应或开始不配合,这一般是代表孩子对活动没有兴趣了,这时候教师就需要考虑更换新的活动了。

3. 活动是不是越复杂越好

这也是音乐治疗与音乐教育之间非常大的区别。音乐教育要求音乐技能和知识上循序渐进,音乐治疗要求治疗目标循序渐进。同样都是使用音乐,在目的上不同,导致很大差别。音乐治疗不评判孩子演奏水平和能力,即使评判也是通过乐器演奏观察孩子其他非音乐方面的能力。因此,对活动的设计和应用上不需要复杂,只要孩子愿意参与就可以。相反,如果太复杂的活动,会挫败儿童的积极性。所以,治疗并不是以孩子能演奏什么乐器,或是完成高难度乐曲来作为评判标准,而是观察的治疗目标有没有完成来确定治疗效果如何。

二、治疗过程的设计

在治疗的任何时候,治疗师一定都要注意结构的安排和灵活度的把握。大的结构可以分为治疗前、治疗中和治疗后,小的结构在于每一个治疗过程中,各个活动细致的安排,以及该活动将要达到的治疗目标。每一次精心准备的治疗中都体现着治疗师的知识结构,然而最能体现治疗师能力的关键之处,则是治疗中灵活度的把握。治疗师在治疗中很多时候需要即兴反应,包括观察患者的反应,感知患者的需要。治疗师面对的是灵活的个体,治疗不是一成不变的,而是随时可能会出现意想不到的情况,有天气的因素、环境的因素、治疗师的因素、患者自身的因素等,各方面的原因可能都会影响治疗。所以,一名好的治疗师首先需要制订详细的治疗计划,然后在此框架中进行灵活的应变。

在很多音乐治疗的理念中都提到了对治疗过程中结构的把握。实际上结构的把握与自由度是同时都必须强调的。即使是20分钟的治疗，治疗师也要有给患者一个框架结构，绝对不能做到哪里就算哪里，时间一到就"再见"。一般我在治疗前肯定有一个治疗计划，除了患者的治疗目的外，更为详细的则是每个活动的安排和过程。如果用音乐术语来描述治疗过程，我设定的治疗则是"开始、渐强至渐弱、结束"这样一个完整过程。

1. 治疗前后的环节设计

治疗前后环节虽然简短，但同样非常重要。尤其是对于初来治疗的病患，通过这个环节尽快让他能适应治疗环境，适应治疗师。一般治疗师会在治疗开始和结束的时候，演唱不同的歌曲，提示开始治疗和治疗结束，这在音乐治疗中是一个固定的模式。但当中的灵活度同样由治疗师即兴掌握。治疗师掌握各种各样不同的问候歌曲和问候的方式，如果病患是初来乍到，治疗师要迅速考虑孩子的年龄和气质性格特征，仔细观察他进治疗室后的行为反应，决定使用何种问候方式。如在针对孤独症儿童治疗时，可以应用即兴演唱方法来与他进行问候，因为很多孤独症儿童无法坐在座位上，可能会到处跑动，或是尖叫，用各种方式来探索一个新的环境。这时候与他唱《问候歌》要求与他握手，并不会有很好的效果，甚至会令他更为退缩。但如果即兴自由的演唱，则不需要太多的设定，根据患者的行为进行变化就可以了。治疗结束时也有一些固定的歌曲和音乐活动来作为告别。治疗师可以选择重复以往的告别方式，也可以根据现场气氛即兴演唱与孩子告别，甚至也可以将音乐活动的表演作为治疗活动的结束。总而言之，治疗师在治疗前需要精心地设计问候和告别的方式，但也要考虑现场孩子的反应和治疗氛围，不用过于拘泥某一种形式。

2. 治疗中间的环节设计

（1）复习。在治疗中，复习曾经学习过的内容可以增加孩子的可控感。这一阶段有如热身一般，孩子在复习旧有的活动时，熟悉的材料不会让他心生畏惧，在复习的过程中，能够逐渐放松心情。当然，在复习中，教师可以采用不同的方式来进行一些新的变化，用旧的材料做出新的活动，既不会让孩子感到枯燥，又可以增加新鲜感。一般我在每次复习时，都会进行一些小小的变换，等复习结束后，基本上孩子已经完全进入到治疗状态了。

在此期间，治疗师还要随时观察孩子的反应。孩子状态很好，很喜欢重复上次治疗的活动，这个阶段进行的时间会长一些，如若孩子的状态不好，或者对复习的内容没有了太多兴趣，我会尽快进入新的活动。

（2）兴奋点的到达。孩子开始进入小组治疗状态后，我一般会在治疗的中间时段逐渐将孩子的情绪推入一个新的阶段，让他们达到一个兴奋点。但要看小组当时的状态决定，有时候小组在治疗开始一会就能达到兴奋点，治疗师可以考虑将活动提前。有时候小组的情绪一直比较难以调动，治疗师需要做更多的热身活动，才能慢慢让小组进入良好的状态。当小组达到兴奋点后，孩子们的情绪被完全调动起来。治疗师要注意的是，如果治疗接近尾声时，小组的情绪还是非常兴奋、高亢，治疗师要考虑安排较为安静的活动来进行收尾。因为如果让孩子过于兴奋地结束，他们可能没有结束感，会有一种突然中断的感觉。

（3）衔接的技巧。治疗中如何衔接活动也非常重要，有时候立刻从一个活动转移到下一个活动会比较生硬，中间会有中断，容易打破孩子的情绪状态，治疗师在安排活动时，在治疗目标的指引下，尽可能考虑到将活动整体连贯起来，这样才能更容易让孩子达到一个兴奋点，如同爬坡一样，慢慢地爬到高点，而不是中间忽然中断，重新换一个起点，否则之前的热身会被打破。所以如何自然地衔接活动过程，让治疗成为一个整体，也是很重要的一个技巧。在之前的方法中，我已经介绍了用歌唱的方法作为活动之间的一种衔接方式。对于年龄小的孩子来说，穿插故事情景也不失为一个很好的办法。在一个故事背景下，做不同的活动，会大大激发孩子的兴趣和参与的热情。而且对于下一次的治疗充满期待感。我对一个平均年龄为9岁左右的智障儿童小组做治疗时，在每次活动中会有一个故事，每个活动都是故事情节中的一个组成部分，类似于音乐剧的形式，在治疗结束的时候，我也会留给孩子一个悬念，"会发生什么呢？"孩子们往往会充满了好奇心，迫不及待地期待下一次治疗的开始。

三、治疗中活动的方式
1. 轮流

轮流在音乐活动中经常需要重复。小组中孩子轮流做活动是非常好的一种重复方式，当然这样的方式需要学生已经有了较好的社会功能。孩子在轮流中不仅学会了等待，也学会单独表现自己，提高自信心，同时也能对音乐活动加深印象。

婷婷是一个特别好动的孩子，在活动中她的反应一般都比别的孩子快，也比别的孩子爱表现。当我提出一个问题，或者要求孩子们参与时，经常我还没有将话说完，婷婷就积极地要求第一个表现，而在我说话的过程中，婷婷也总是按捺不住自己，经常会问话、插话。总的来说，在小组中婷婷是一位多动、多话的孩子，激动起来甚至还会情绪失控，哈哈大笑，无法停止下来。在小组中我也曾经想了很多方法来控制婷婷的行为，主要以正向鼓励为主，如口头奖励、计分、以参与音乐活动为奖励、给五角星等，只要婷婷表现稍好，我赶紧用各种方法来鼓励她，应该说起到了一定的效果，但是更为明显的是音乐给婷婷带来的改变。在最开始的治疗中，婷婷几乎无法忍受去听别人的演奏，只要没有轮到她，她就会一直在边上喋喋不休，并反复要求让她来做。在开始时，几乎所有的活动我都让婷婷第一个做，先满足她的欲望。在轮到第三个小朋友，需要婷婷在一边等待时，婷婷的注意力已经完全不集中了，她说话、做动作扰乱整个小组。奥尔夫音乐活动中有一种回旋曲式的即兴方法，婷婷很喜欢即兴，因为在这个时候她可以随心所欲地表现自己。我跟她说只要她等待别的同学即兴演奏完，就可以轮到她，但必须是安静地等待。为了能得到表现自己的机会，婷婷在回旋活动中每次都使劲地按捺着自己的心情，而我会不失时机地赶紧鼓励她。经过将近一年的时间，婷婷已经非常熟悉游戏中的规则，她在音乐活动中即使没有我的要求也会等待，她学会了什么时候可以尽情地表现，什么时候需要服从集体去跟随。尽管她有时候还是会比别的孩子爱说话，但是一旦活动开始，婷婷就开始遵守活动的规则，学会了等待，学会了轮流，学会了次序，我想这对她来说是非常难能可贵的。音乐治疗的目的实际上就是让孩子从音乐活动中学会音乐之外的行为，学会自我表达，学会社会中的行为。

2. 重复

在音乐治疗活动的设计中，先确定孩子的治疗目标，然后再选择能达到相应目标的活动。很多活动需要不断重复，以达到治疗的目标。比如选择歌唱的方法训练孩子的语言能力，但是反复并且单一的歌唱很多时候会很快让孩子失去兴趣。而过于频繁的变更音乐活动内容，则容易让孩子感受到压力。所以如何变换活动的方式，又能继续治疗的目标也是治疗师需要经常思考的。在多年的治疗经验中，我总结出了使用一些旧的，即孩子熟悉的音乐材料，对它进行变换，在治疗中的效果往往更佳。以下是我总结的在治疗中对同一样的音乐材料进行重复的技巧。

（1）速度的变化。在治疗中，不同症状的孩子对于速度的感知都不一样。多动的孩子喜欢快速，从他们的演奏和行为上强烈表现出来。他们似乎无法忍受慢速演奏，甚至会去忽略它。但是当我进行一些速度变化时，却能吸引他们的注意力。

我经常将同样的一首歌曲或者歌谣，配以不同的速度变化。我有的时候会慢起快收（音乐开始时慢，逐渐加速，最后以快速收尾），也有时候会快起慢收（音乐开始时快，演唱或演奏中逐渐放慢速度，最后很安静地结尾）。孩子们一般在这时都会充满了期待感，眼睛中充满了好奇和兴奋，因为不知道后面的音乐会变快还是变慢。这样的活动对于训练孩子集中注意力、听从指令的能力都有很好的效果，也可以训练他们对音乐的律动感。

（2）强弱的变化。强弱变化同时也是音乐中非常重要的音乐要素，音乐的渐强渐弱都能带给人心灵的冲击和情绪的变化。在治疗中，我发现很多孩子不能区分强与弱。另一方面，对强弱的控制也非常困难。多动外向的孩子在乐器演奏的时候经常会很大声地敲击乐器，而内向的孩子却往往很难大声敲击乐器。这些孩子要求他们进行强弱变化时都存在很大困难，演奏时只能强或弱。他们在行为或情绪上都表现出与演奏一致的情景。在演奏上音量过强的孩子，行为上也表现出冲动，多话、多动，喜欢奔跑，而演奏上音量过弱的孩子，行为上则经常表现出迟缓、少语。所以对于这两种孩子我一般会在音乐强弱的区分上多去进行一些训练，以改变他们日常的一些行为。

面对这两种孩子，如若单纯提出要求："演奏再大声一些，再小声一些"这样的口头指示没有太明显的作用。在治疗中，我经常会使用各种方法来表示音的强弱。例如，手势的指挥是一个非常好的让他们体验强弱的方法，对于年龄小的孩子，我一般会说:"下小雨了,下大雨了",而不说"小声和大声"。小雨和大雨可以增加孩子的感性体验,一般情况孩子都能明白下"下小雨时"轻轻地敲,"下大雨时"重重地敲。当然,仅仅这一点是远远不够的。我在指挥的时候会配合非常夸张的肢体动作,如小声时,整个身体尽可能地压低,而在大声时,会直立站起,从视觉上给以孩子强烈的对比,一般孩子都能区分开大声和小声,而且他们也很喜欢这种有鲜明对比的变化。逐渐的,我会增加他们对渐强、渐弱的感知训练,孩子们开始学会控制手中的乐器,不再是盲目地重敲或轻敲。在奥尔夫的音乐教育手段中也有很多让学生区别音乐强弱的方法。如图形谱的应用,实物的应用(不同杯子的大小代表不同的音量),玩偶的运用(如大象和小鸟的对比,引导语:大象出来唱歌了,小鸟出来唱歌了)等一些手段,都可以很好地帮助孩子学会听辨声音的变化。

(3)交换乐器演奏。在治疗中,让患者演奏不同的乐器也能增加他们的新鲜感,同时在乐器交换中也可以建立社会交往行为。乐器合奏中,孩子们在熟练应用自己的乐器后,也会好奇别的乐器。交换乐器意味着交换不同声部演奏,孩子们在熟悉自己的声部后,重新再适应一个新的声部,在听觉上重新去感知旋律和各声部的进出、音色的区别。在他使用新的乐器进入一个新的声部后,音乐对他来说开始变得立体。而在他关注音乐中各声部的演奏时,也开始关注他人,学会等待,学会在集体中表现自我,学会在集体中与大家的融合,这些对于有特殊障碍的孩子在建立社会交往能力上都有着重要的意义。在音乐中,通过乐器的交换、声部的交换,自然而然地将社会交往融合到其中,让孩子们在愉悦中体验着交往的快乐。

(4)语言、肢体、声势的应用。奥尔夫音乐教育理念中强调应用语言、肢体和声势在教学中。这与他强调音乐的自然和"原本性"密不可分。他的音乐教育理念应用到音乐治疗中几乎没有任何障碍，因为一切都从自然的状态开始，语言的发声、肢体的表达、声势的拍打，在音乐治疗中都可以适用，无论是特殊障碍的患儿还是健康的成年人都可以学习奥尔夫，他打开音乐的大门，为所有的人扫清障碍，徜徉在音乐的海洋之中。

音乐治疗活动中，奥尔夫的这些手段都可以作为重复的方式。同时不同的方法可以达到不同的治疗目的。如声势和肢体律动很好地锻炼学生的协调能力、配合能力、记忆力，语言的应用锻炼了学生的发音和表达能力。同样的活动，通过以上几种不同方式的重复，达到的目的各自不同。

3. 其他方式

很多音乐教育中常使用的方式治疗中都可以很好地应用。如治疗师训练患儿的模仿能力时，可以采用与患儿进行一问一答的方式，让患儿做回声。在小组中也可以采用卡农的方式增加孩子的记忆能力和听辨力。即兴的方式可以训练孩子的想象力，回旋结构的应用增加集体的感觉和个人的自我价值感。总之，音乐治疗师要应用各种各样的方法应对不同的患儿需要。

第七章 音乐治疗目标活动示例

第一节 热身活动

我在治疗开始时使用的热身活动通常有《你好歌》、《名字歌》、《Hello》、《早上好》以及名字声势和即兴歌唱问候等。热身活动中演唱的歌曲主要以问候为主，目的是帮助患儿创造一个安全的环境。热身环节在治疗中非常重要，看似简短的演唱和演奏，实际上直接影响着整个治疗过程。这个阶段，既是治疗师与孩子建立信任的过程，又是让孩子熟悉治疗环境的一个机会。在治疗开始阶段如若孩子能建立安全感并信任治疗师，那么孩子会积极主动配合，治疗中的活动进行更为顺利。如若孩子在此阶段没有足够的安全感，在之后的治疗活动中则会表现出拒绝与退缩。所以，热身活动安排得适当与否，将会直接影响后期的治疗。治疗师在这个阶段要根据孩子的反应来决定使用什么样的活动。如根据患儿的年龄、性别、症状以及音乐方面的喜好等情况来安排不同的热身活动。

1. 《你好歌》

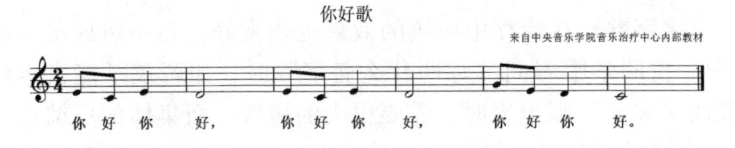

你好歌

你好你好，你好你好，你好你好。

《你好歌》和《名字歌》适合年龄较小的孩子使用。治疗师演唱《你好歌》的同时与患儿握手，进行初步的社会交往练习。《你好歌》的旋律和歌词都很简单，相同的旋律反复两遍，音高仅限于do1、mi、sol，歌词也只有"你好"两个字，这样的歌曲即使对有语言障碍的孩子也是比较容易的。孩子通过演唱歌曲，很快对治疗师以及小组中的同伴和治疗环境开始产生一种亲近感，而互相之间的握手也能促进小组的融合度。在我的治疗中凡是遇到年龄较小的孩子，我几乎都会使用这首歌曲，孩子们很快就能跟着我一起演唱《你好歌》，与我握手，尤其是孤独症的孩子，他们一般都不喜欢肢体接触，但是在演唱《你好歌》并与他们握手时，孩子很少会拒绝，我在这时也会进一步要求目光对视。

另外，在我多次使用此首歌曲的治疗中，从未遇到过孩子不喜欢这首歌曲的情况，熟悉歌曲的孩子，每次进治疗室后都会主动的演唱这首歌曲，在小组中互相开始握手问好。而别的歌曲有时候情况没有这么好，一般在治疗中使用三次至四次后学生们就会对歌曲失去兴趣，对活动也不再有热情。在治疗一些孤独症患儿时，他们会对之前非常有兴趣的歌曲突然在第三次到第五次治疗时，捂着耳朵大声嚷嚷："不要听×××（歌曲名）。"而对我每次在治疗前开始使用的《你好歌》和《名字歌》却从未出现过这样的情况。治疗师即使有时候不使用《你好歌》作为开始，也应该在治疗刚开始时复习曾经对孩子做过的活动，让孩子能很快的融入治疗环境中来。

2.《名字歌》

《名字歌》在治疗中应用的效果也非常好，当小组成员一起看着一位同学唱着问"你叫什么名字"时，如若孩子能大声将"我叫×××"唱出来时，需要很大的勇气。而集体的反馈也会让每个孩子很温暖，集体会一起喊"×××"，被唱到名字的孩子回答"哎"，重复两遍后，以最后一句"××是个好孩子（好

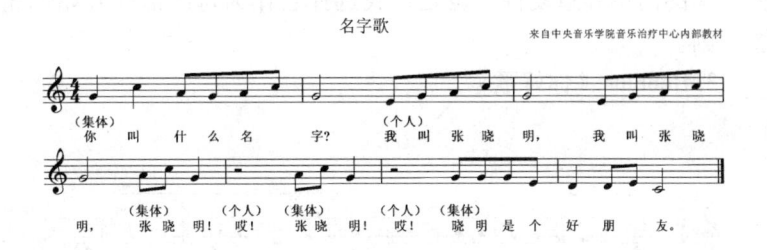

名字歌　　　　　来自中央音乐学院音乐治疗中心内部教材

（集体）　　　　　　　　（个人）
你 叫 什 么 名 字？ 我 叫 张 晓 明， 我 叫 张 晓
（集体）（个人）（集体）（个人）（集体）
明， 张 晓 明！ 哎！ 张 晓 明！ 哎！ 晓 明 是 个 好 朋 友。

朋友）"结束。这首歌曲相比《你好歌》要增加了一些难度，不仅是旋律上，尤其是将自己的名字大声演唱出来，对很多患儿来说都是有一定困难的。经常集体唱到某一个孩子的名字时，有一些孩子难以做到简单的应答。尤其是害羞的孩子往往会低下头去，眼睛不敢看集体，即使是抬着头，也会将头转向一边，直到演唱下一个孩子的名字时才重新抬起头来。我在治疗一个年龄较小的小组时，有一个叫"萧萧"的孩子，之前和我个体治疗了近半年的时间，已经能演唱自己的名字，并与我有应答，但是当她到了小组时，再演唱这首歌曲，萧萧几乎就不出声了，只要唱到她的名字时，就把头扭向一边，直到唱完了，到下一个小朋友才松一口气，抬起头来看大家。一般这时候我会在边上轻轻提示她，帮着她唱，每次唱她名字等待她回答时，我会等待3秒钟左右的时间，如果不回答，我就领着小组继续唱下一个小朋友，并不强迫孩子一定要应答与跟着演唱。而有一些孩子每次都很迫不及待地等着唱到自己的名字，当看到下一个就要轮到演唱自己名字时，会很兴奋，并大声地将自己的名字演唱出来，脸上洋溢着微笑，获得一种无比的满足。这种活动对于害羞的孩子是增加自信的锻炼，而对于有自我表现欲望强的孩子来说，也是一种很好的自我价值的满足。所以我想这也是孩子们在治疗开始时都一直非常喜欢演唱这首歌曲的缘故，并且从来没有厌烦过。这首歌曲旋律的简单和重复性,也是让我选择它作为每次治疗开始的重要原因。

3. Robbins《你好歌》

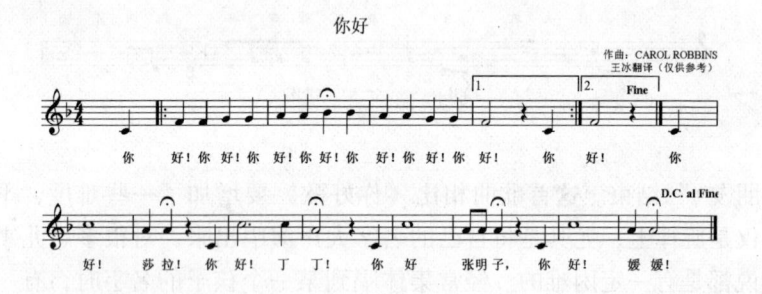

你好

作曲:CAROL ROBBINS
王冰翻译(仅供参考)

你 好!你 好!你 好!你 好!你 好!你 好!你 好! 你 好! 你
好! 莎拉! 你 好! 丁丁! 你 好 张明子, 你 好! 媛媛!

这首《你好歌》歌曲的英文原文是《Hello》歌,由 Robbins 创作,我在治疗中针对年龄偏大的孩子使用。歌曲节奏明快,令人愉悦,音阶以级进和跳进为主,给人一种积极向上的感觉,与《你好歌》的温婉柔和不同,《Hello》歌更容易调动孩子们的情绪。乐曲分为 aba 单三再现的结构,在 b 部时,每一次唱"hello",都有一个延长音,后面紧接着唱人名"×××",即"你好,×××",活动要求唱到哪位孩子的名字时就将手伸向对方,与对方握手,重复演唱时每次更换不同的人,将手轮流伸至不同的孩子跟前握手。治疗师这时要观察每个孩子握手的速度,什么时候手收回,什么时候伸出去与对方握手,在旁边伴奏或伴唱的治疗师要跟随孩子的速度。因为 b 段的节奏都比较自由,所以可以根据每个人的情况调适,有些孩子握手的速度很快,治疗师演奏长音时停留的时间短一些,有些孩子则可以在长音上放慢速度,a 部时再回至原速。孩子们对这首歌熟悉后,我会让他们互相演唱问候,人少的情况下每个人上来轮流演唱问候大家,孩子们会非常的积极主动。他们通过歌曲演唱增加了集体的融合度、社会交往能力以及自信心。

第七章 音乐治疗目标活动示例 137

4. 《早上好》

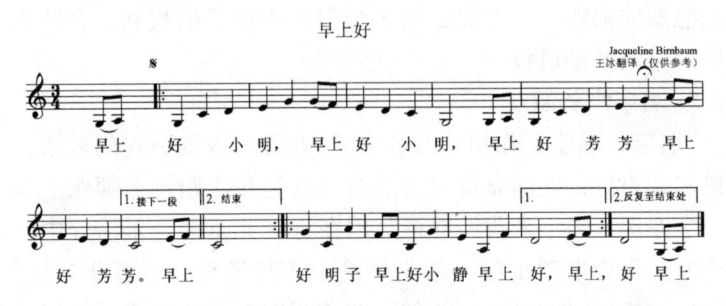

早上好

Jacqueline Birnbaum
王冰翻译（仅供参考）

[乐谱：早上 好 小明，早上 好 小明，早上 好 芳芳 早上]

[乐谱：1.接下一段 2.结束 ... 好 芳芳。早上 好 明子 早上好小 静 早上 好，早上，好 早上]

这是一首三拍子的问候歌曲，三拍子有一种舞蹈的律动感。同《Hello》歌的积极主动不同，这首歌曲略为含蓄、温和，但歌词中同样也有呼唤每个孩子名字的时候。如：早上好，小明。在问候到哪个孩子时，叫出对方的名字并握手，达到孩子们互相之间社会交往的目的。同《Hello》歌一样，治疗师在给孩子们演唱伴奏时，一定要仔细观察孩子们的反应，握手速度快一些的孩子，在唱到名字时，治疗师弹奏的延长音应尽可能短，而有一些孩子与他人握手的速度则会慢一些，治疗师伴奏的时候，延长音也可以略长，演奏的音乐与孩子在交往中的节奏是一致的。这就要求治疗师对乐曲要熟练掌握，不能眼睛紧紧地盯着钢琴键盘和乐谱，而无暇顾及孩子们的反应。很多时候，只有一个治疗师的情况下，治疗师要边带领孩子演唱，边进行钢琴伴奏，同时还要观察孩子们的反应。如若治疗师不熟悉乐曲内容，势必在治疗中会手忙脚乱，甚至小组会失去控制。在治疗中，我会交替使用《早上好》和《Hello》歌。如果当时的小组情绪过于兴奋，我会使用《早上好》这首歌曲，柔和的音调能令小组渐渐平静，慢慢进入课堂状态。如若小组很沉闷，我会使用《Hello》歌来适当调动小组的情绪。当然，在孩子已经非常熟悉这两首歌曲的情况下，我也让他们自由选择愿意演唱的歌曲。尤其是每个人上来充当一次领导者与小组成员轮流握手时,我会尊重他们的意愿,问他们愿意演唱哪一首歌曲。孩子们很重视这样的权利,会认真选择后,进入活动过程。

5. 名字声势游戏

"名字,名字,你叫什么名字?"非常简单的一句问候语,加上奥尔夫声势,立即显得生动活泼。这是在李妲娜老师课上学习的一个课例,多年来我经常将其用在特殊儿童的音乐治疗中。在治疗前,我会带领小组一起来做这个声势游戏,语言非常简单,"名字、名字,你叫什么名字?"在游戏中大部分的孩子都能跟着一起念。但是加上奥尔夫声势时,我会根据小组的能力来进行编配,一般会以拍腿和拍手各一下的简单声势开始。治疗师带领孩子反复拍打几遍声势后,加入语言。当小组熟练后,再进行个人的轮流即兴。

这是一种非常好的即兴方式,在介绍自己的名字时,既可以增加孩子在集体中的自信心,又可以锻炼孩子的想象力和创造能力,同时还有手脚的协调性。孩子刚开始接触即兴时,治疗师不要寄予太多的期望,无论孩子用什么方式来表达,都要及时的给予鼓励,不要反复纠正孩子,令孩子受挫。在名字游戏中,孩子创造出一个动作后,集体一起回馈个人,模仿他的声势和名字。往往这时候孩子会有些紧张、兴奋,脸上露出微笑,逐渐在即兴活动中找到创造的快感。有一些孩子会在这时候退缩,没有关系,治疗师可以适当帮助孩子,或者让小组中的其他成员,帮助设想一个动作,在小组中经常会有很积极主动的成员帮助设想一个声势动作,这样既可以满足一些孩子的表现欲望,也可以在孩子们之间形成一种良好的交流方式。

第七章 音乐治疗目标活动示例 139

6.《你的名字叫什么》

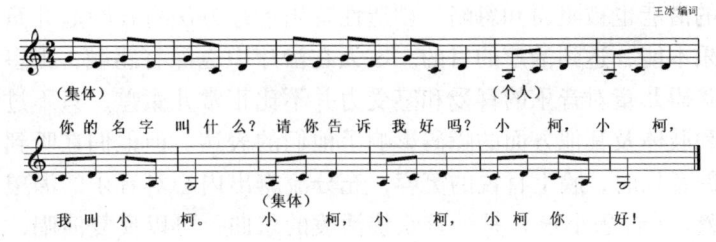

你的名字叫什么

王冰 编词

（集体）你的名字叫什么？请你告诉我好吗？（个人）小柯，小柯，

我叫小柯。（集体）小柯，小柯，小柯你好！

过程：A 唱
　　　B 声势
　　　　　集体：<u>脚趾</u> <u>脚趾</u> <u>脚手腿</u>
　　　　　个人：即兴动作编配
　　　C 演奏乐器
　　　　　集体：×× 　×× 　×× 　× ｜ 　××
　　　　　　　　×× 　×× 　×
　　　　　个人：即兴演奏
　　　　　集体：重复个人的即兴

这是我个人创编的一首问候曲，节奏律动稳定，孩子们很容易找准节拍，同时也可以加上声势和乐器的即兴，训练孩子的表现能力和想象力。

7.《音乐小孩》

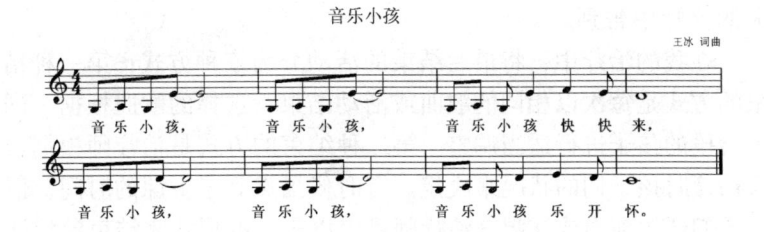

音乐小孩

王冰 词曲

音乐小孩，音乐小孩，音乐小孩快快来，

音乐小孩，音乐小孩，音乐小孩乐开怀。

在创造性音乐治疗方法中提出了"音乐小孩"的理念，认为每一个孩子天生具有对音乐的不同反应，但因为身体的障碍，音乐的潜能也被阻碍和忽略，创造性音乐治疗方法旨在唤起儿童的音乐本能，达到治疗的目的。本人在治疗中也深有感触，很多特殊障碍儿童对音乐的喜爱和感受力并不比正常儿童差，只不过语言和肢体及其他方面的障碍影响了他们的表达。但他们在听到喜爱的音乐时，脸上喜悦的笑容，充分流露出内心对音乐的渴望和热爱。《音乐小孩》是一首欢快活泼的乐曲，可以反复演唱，在演唱时加入乐器伴奏，或是拍手，营造一个开心、热闹的治疗氛围。

第二节 结束的活动

治疗结束时的活动对于孩子们来说也是非常重要的，结束是对此次治疗的一个完整的交代，对当天的活动画上句号，让孩子有满足感，同时也可以暗示着下一次治疗的进行。有时候治疗师会因为下课时间已到，后面的孩子又已经在等待，匆忙结束治疗课程，这样子的结束会令孩子有失落感，内心有遗憾，并且也影响了治疗的完整性。其实治疗师不需对结束活动有太多的变化，每次使用相同的歌曲作为结束也可以，对孩子来说到这个时候就像举行一个仪式一样，与治疗师和其他伙伴在今天的治疗中告别。

在我的治疗中，将最后结束的活动分为三种方式：第一种结束的方式是每次以相同的歌曲或活动结束，选择的歌曲根据不同年龄段的孩子进行适当调整。第二种结束的方式是治疗师根据当天治疗时孩子们的状况来决定。有时候虽然到了下课的时间，但孩子们还想演奏或演唱，治疗师可以以表演的形式来结束治疗活动,将当天精彩的活动表演一遍作为结束。家长如果参与进来观看或与孩子一起演奏和演唱,能增加孩子的积极性和自信心。第三种结束的方式是对下一次活动的暗示,连接此次活动。比如音乐剧形式的治疗,在最后时可以和孩子们接着讲一段故事,让他们想象接下来发生的剧情,既可以提高他们的兴趣,同时又对下周的治疗充满了期待与好奇。

1. 《再见歌》

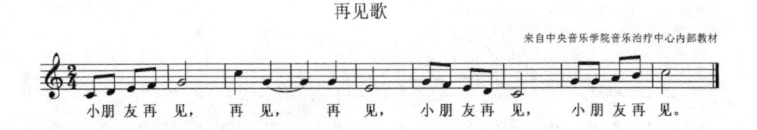

再见歌

来自中央音乐学院音乐治疗中心内部教材

小朋友再见,再见,再见,小朋友再见,小朋友再见。

这首《再见歌》音阶跨越了一个八度,音阶呈现级进上行和下行的走向,最后以级进上行结束,停留在高音 dol 上,给人一种终止感。《再见歌》歌词简单,演唱非常简洁明了,歌曲简单实用。治疗师边演唱歌曲边和小朋友再见,告诉他们"下课啦"。小朋友也会犹如听到下课铃声一般,与治疗师告别走出治疗室。当然,有时候也有小朋友玩得不亦乐乎,还不想离开治疗室,就会嚷嚷着说:"不唱《再见歌》",但一旦唱完《再见歌》,一般都会乖乖地离开治疗室。这种用歌曲来与孩子告别的方式,让治疗变得更加温馨。如果用生硬的语言和孩子说:"下课了,再见!"孩子会没有结束感,甚至有一些失望,增加一个告别的仪式,既可以建立孩子上课和下课的时间概念,又可以让孩子们带着愉快的心情走出治疗室。

142 儿童音乐治疗理论与实务技术

2.《再见》(Suzanne Nowikas)

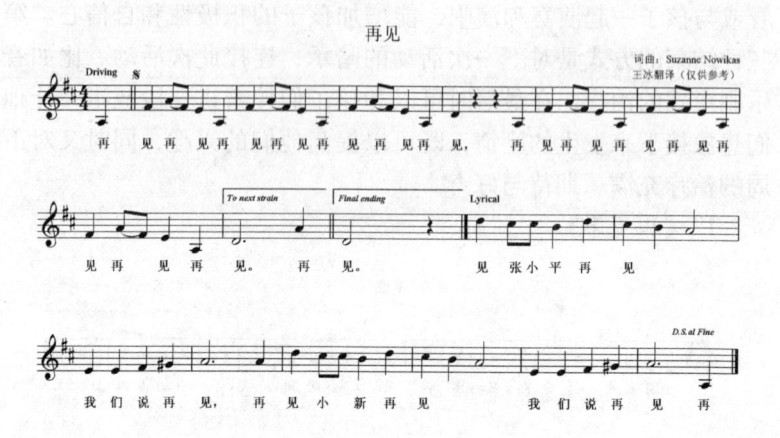

再见

词曲：Suzanne Nowikas
王冰翻译（仅供参考）

这首 Robbins 治疗中用的《再见》，节奏明快，以六度上行大跳开始，给人一种开朗、乐观的情绪。乐曲分为 a、b 段，最后是 a 段的反复后结束。a 段旋律是两个乐句的重复，歌词只有"再见"两个单词。到 b 段的时候，治疗师分别演唱不同孩子的名字"再见×××"，在演唱中与孩子一一告别，孩子带着愉悦欢快的心情与治疗师再见。

3.《当我们在一起》（刘莉燕创编活动）

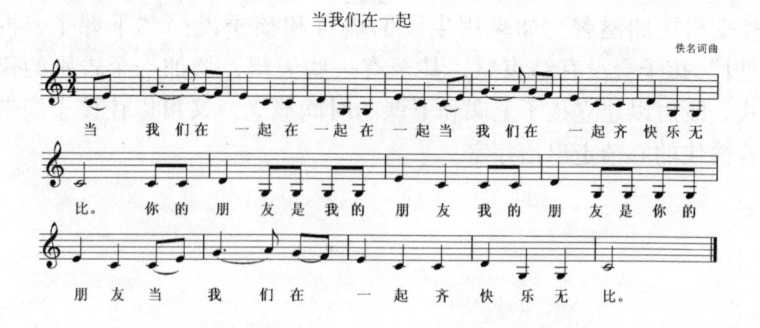

当我们在一起

佚名词曲

这首《当我们在一起》的歌曲可以在治疗开始或者结束的时候应用。适合于组员之间已经互相比较熟悉，功能较为稳定的小组。演唱歌曲时，小组围成一个圆圈，将手搭在前面一人的肩膀上，边演唱边跟着歌曲的节奏行进。治疗师可以将组员按照身材高矮来排序，如若搭肩有困难，也可以改成拉手。当演唱到"在一起"三个字时双腿屈膝，演唱到"我们"时，掉转身换一个相反的方向转圈。这个活动不仅增加孩子们之间的社会交往能力，有集体归属感，同时也训练患儿的反应能力，并且不受人数限制，在有些大型的集体活动上也可以使用。治疗师可以让患儿和家长一起加入此游戏，增加患儿和父母之间的交流。

4.《yibi 压压》

集体围圈，双手搭在前一人的肩膀上行进。唱到"压压"的时候，双手轻轻下压。也可以更换歌词，如将"压压"改成"捏捏"或"拍拍"。这个活动同样也可以当做热身活动，在开始的时候大家唱歌做游戏，可以很快地将小朋友集中在一起。

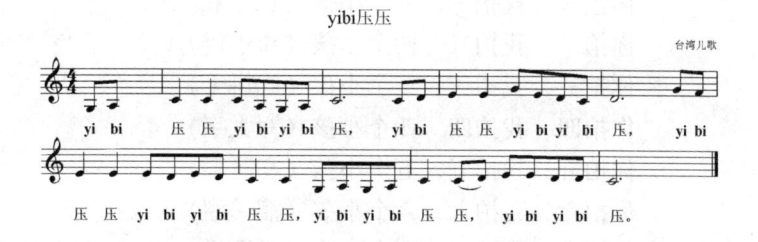

yibi压压

台湾儿歌

yi bi 压 压 yi bi yi bi 压， yi bi 压 压 yi bi yi bi 压， yi bi

压 压 yi bi yi bi 压 压，yi bi yi bi 压 压， yi bi yi bi 压。

第三节　语言能力训练活动

对患儿语言能力的训练，主要以歌曲演唱和说念歌谣为主。在治疗中带领孩子说念歌谣的方式有填空的方式、重复的方式、即兴应答的方式。奥尔夫的声音游戏可以针对很多有语言障碍的患儿作为前期训练。

1. 填空的方式：治疗师唱主要的部分，由小朋友填简单的词汇和句子。

例1：填字

一二 三四 （五）
上山 打老 （虎）
老虎 打不 （到）
遇到 小松 （鼠）
松鼠 有几 （只）
我来 数一 （数）
一二 三四 （五）
通通 在跳 （舞）

节奏型：×× ×× ×—

例2：填词

你拍一，我拍一，一个小孩（在穿衣）
你拍二，我拍二，两个小孩（梳小辫）
你拍三，我拍三，三个小孩（吃饼干）
你拍四，我拍四，四个小孩（写大字）
你拍五，我拍五，五个小孩（在跳舞）
你拍六，我拍六，六个小孩（溜一溜）
你拍七，我拍七，七个小孩（滑滑梯）
你拍八，我拍八，八个小孩（吹喇叭）
你拍九，我拍九，我们都是（好朋友）
你拍十，我拍十，吃饭干净（不挑食）。

例3：填句

《什么圆圆在天边》

问：什么圆圆在天边？　答：<u>太阳圆圆在天边，</u>

问：什么圆圆在眼前？ 答：眼镜圆圆在眼前，
问：什么圆圆街上卖？ 答：烧饼圆圆街上卖，
问：什么圆圆水上眠？ 答：荷叶圆圆水上眠。
——摘自李元麾《儿歌 800 首》

节奏型： ×× ×× ×× ×

《谁的胡子比腿长》
问：谁的胡子比腿长？ 答：虾的胡子比腿长
问：谁的鼻子比腿长？ 答：象的鼻子比腿长
问：谁的脖子比腿长？ 答：鹅的脖子比腿长
问：谁的尾巴比腿长？ 答：老鼠的尾巴比腿长
——摘自李元麾《儿歌 800 首》

节奏：问： ×. × ×× ×× ×
　　　答： ×. × ×× ××
　　　　　××× ×× ×× × （最后一句）

2. 重复的方式：模仿与回声

小白兔，白又白，两只耳朵竖起来，爱吃萝卜和青菜，蹦蹦跳跳真可爱。

公鸡公鸡真美丽，大红冠子花外衣，油亮的脖子红红的冠，人人见了人人夸。

小鸡小鸡叽叽叽，爱吃小虫和小米。小鸭小鸭嘎嘎嘎，扁扁嘴，大脚丫。

小青蛙，呱呱叫，专吃害虫护庄稼。小肥猪，胖嘟嘟，吃饱饭，睡乎乎。

小松鼠，尾巴大，轻轻跳上又跳下，我帮你，你帮他，采到松果送回家。

小孔雀，真美丽，身穿一件花衣裳，衣服干净又整齐，我们大家喜欢你。

方式：治疗师说一句，小朋友跟着说一句。

3. 即兴应答的方式

例1：

问：我喜欢(巧克力)，你喜欢什么？_____

节奏型：(问) × × ×　× ×　×

　　　　(答) 自由

例2：

问：名字，名字，你叫什么名字？_____

节奏型：(问) × × × × ｜ × ×　× ×　×　×

　　　　(答) 自由

例3：

问：火车，火车，开到 哪里？

答：火车，火车，开到（北京）。

节奏：(问\答) × ×　× ×　× ×　× ×

例4：

治疗师弹琴先让小朋友想象手里都有一个魔术球，并想象这个球的颜色、形状、大小，引导说"这个球可以带着小朋友到想去的地方，小朋友想想都可以去哪里？好，现在准备，我们要出发了"，"嘭！嘭！嘭！嘭！"（重低音和弦伴奏）；边唱边做拍球的动作，跟着节奏"拍球，拍球，一直拍到×ב。

——刘莉燕编

例5：

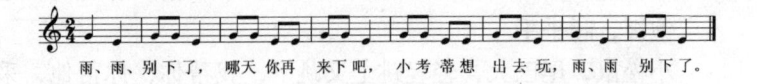

雨、雨、别下了，哪天你再 来下吧，小考蒂想 出去玩，雨、雨 别下了。

注：歌唱时小朋友围成圆圈，在"小考蒂"的地方儿童轮流歌唱自己的名字代替。

——摘自《柯达伊音乐教育思想与实践》

4. 故事场景想象描述

过程：A. 播放音乐片段，场景特征很明确，如刮风、下雨、打雷等。治疗师引导小朋友来描述场景。

　　　B. 治疗师展示画面，小朋友看着画面讲故事，治疗师编配乐器伴奏。

　　　C. 治疗师设计对话场景，小朋友连说带表演。

　　　D. 治疗师设计场景，小朋友用乐器来对话，不用语言。

5. 嗓音游戏

这个游戏适合一些几乎没有语言能力的小朋友，治疗师用玩游戏的方式来引导小朋友发声，为语言训练作准备。

例1：单音节哼鸣

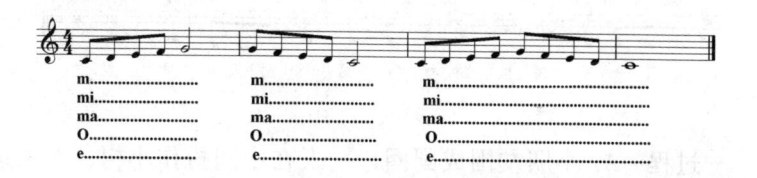

m......... m......... m.........
mi........ mi........ mi........
ma........ ma........ ma........
o.......... o.......... o..........
e.......... e.......... e..........

过程：A. 治疗师边哼鸣边带着小朋友做手势，表示音的高低起伏。

　　　B. 配合使用道具，做出各种口形，帮助孩子认识到不同发音的口形也是不同。

　　　C. 与孩子做回声游戏，即一人一句，孩子模仿治疗师。

　　　D. 与孩子一问一答的方式。

　　　E. 治疗师变化不同的音高，吸引孩子的注意力。

　　　F. 治疗师变化节奏型，增加孩子的兴趣。

如：1. 2 3. 4 5. 4 3. 2 1—

例2：乐曲哼鸣

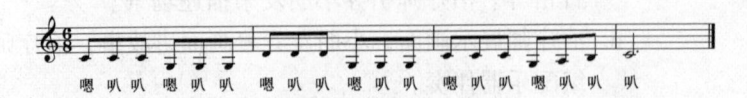

嗯叭叭 嗯叭叭 嗯叭叭 嗯叭叭 嗯叭叭 嗯叭叭 嗯叭叭

用哼鸣为乐曲伴奏，既让孩子感觉新鲜，又可以很好地训练他们的声音。

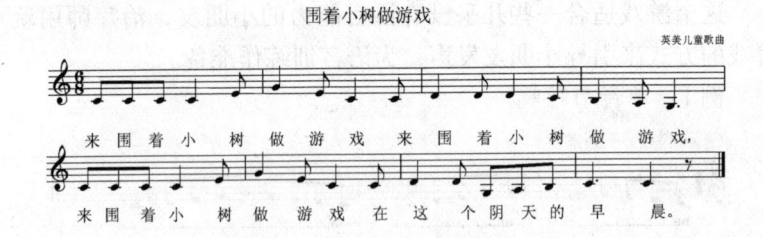

围着小树做游戏

英美儿童歌曲

来围着小树做游戏 来围着小树做游戏，
来围着小树做游戏 在这个阴天的早晨。

过程：A. 小朋友围成圆圈，一人在中间扮作小树，大家边唱边围着小树洗手、擦手、拍手、暖手。

B. 在第二遍开始时将"小树"的歌词唱成站在中间的小朋友的名字。

这是一首三拍子的乐曲，整体音域偏低，速度保持在中速。演唱时小朋友轻轻摇晃身体，给人一种很温馨的感觉。

6. 把声音藏起来

在柯达伊对内心听觉的训练中，有类似于此的游戏，声音虽然休止，但内心默默演唱。治疗师用手势来帮助孩子理解这个游戏，如双手摊开表示大声演唱，把手收起来表示声音藏起来。

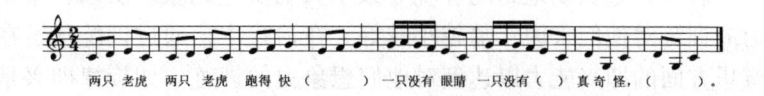

两只 老虎　两只 老虎　跑得 快　（　　）一只没有 眼睛　一只没有（　　）真奇怪，（　　）.

空缺的地方，治疗师收住手势，代表不出声音，直到治疗师将双手摊开，孩子再继续演唱，训练孩子语言能力的同时，也训练了他们的记忆能力和内心听觉能力。

第四节　想象力训练活动

儿童想象力的训练可以通过音乐中的即兴训练来完成。著名的音乐教育家奥尔夫和达尔克罗兹都非常注重儿童想象力、创造力的训练，因此在他们的教育方法中，即兴是非常重要的一项训练方式。达尔克罗兹总结了即兴的各种方式，如即兴问答、即兴演唱、即兴演奏、即兴编词、即兴指挥与表演等。这些即兴方式可以运用在各类活动中，在歌谣和歌曲演唱中用问答的方式来训练即兴能力；在乐器演奏中，给予孩子自由演奏的机会，充分发挥自己的乐思；在动作表演中，让孩子自由的表现自己的动作。当孩子由羞涩、腼腆到自如的表现自我，得到的就不仅仅是想象力的提高，人格也获得了成长。

对于特殊儿童的想象力训练也是非常重要。可能人们会认为特殊儿童能够学会简单的社会技能已经很不错了，谈何创造力呢？很多家长得知自己的孩子是智力障碍或是有某种程度的缺陷后，会将注意力更多放在孩子的语言能力和协调能力训练方面，却忽视对孩子自信心的培养和想象力训练。实际上，相当一部分的特殊孩子同样有着丰富的想象力，但是这些孩子往往因为自卑不敢表现，或长期地封闭环境导致了大脑反应迟缓。所以，想象力的训练对他们来说年龄越小越好。在治疗中，通过训练孩子在音乐方面的即兴能力以达到对他们想象力的训练。如旋律即兴是所有即兴形式中最有意思的一种方式，就如乐曲创作一样，孩子们可以有更为宽广的创作空间。旋律即兴可以是歌唱的即兴，也可以是乐器演奏的即兴。最适合旋律即兴的乐器当属奥尔夫音乐乐器。因为乐器的简单易操作，孩子们不需要进行长期系统的练习，就可以在乐器上演奏出美妙动听的旋律。所以，奥尔夫的音乐乐器不仅可以应用在正常儿童领域，在特殊障碍儿童领域也大受欢迎。

前文中提到过复杂的节律失调可能是孤独症、躁狂抑郁症、杂语症的表现，还可以是失语症或其他学习障碍的病症。训练特殊障碍儿童的节奏感对患儿症状缓解也有着不可忽视的作用。但节奏的即兴对这些特殊孩子有一定的难度，而节奏也是在音乐要素中比较复杂的一项，既要把握稳定的节拍，又要创作出一个节奏型，对普通孩子也不是一件容易的事情。所以，这些孩子要学会节奏的即兴，不仅是对他们，对治疗师也是一件挑战的事情。

但节奏即兴在乐器即兴、动作即兴中都有着不可忽视的作用。让孩子学会节奏即兴的过程很可能是漫长的，但同样也可以做到。治疗师在让孩子们做节奏即兴时，一定要注意一点，不要让他们有挫败感，不怕简单，就怕过于复杂。在即兴中，没有对与错，只要孩子表达了，治疗师都要给予鼓励。因为即兴一定是建立在自信的基础上才能进行，如果孩子总是挫败，那是不可能继续有信心完成即兴的。在这个过程中，治疗师一定是开放的，接受孩子的任何思想创意。因为只有松弛才能有好的思想创意，当孩子处在焦虑中时，即兴不可能完成。经过长期的实践，我对孩子的即兴训练一般从以下几个方面进行。

1. 语言即兴

观察孩子的喜好，有些孩子擅长语言表达，有些孩子擅长肢体动作表达，有一些孩子擅长用乐器表达。治疗师一定要遵循孩子自身的特点来进行治疗和训练。如喜欢语言的孩子，先给予一些语言和歌唱的即兴练习，引起孩子的兴趣。语言中有各种各样的节奏型，孩子在学会用语言创造出不同的节奏型时，也对不同节奏型有了了解和掌握。当孩子学会了用语言即兴，那么节奏即兴也就不是一件很难的事情了。如第三节"语言能力训练活动"中的例3、例4、例5都是很好的训练语言即兴的活动。

2. 动作即兴

例1：

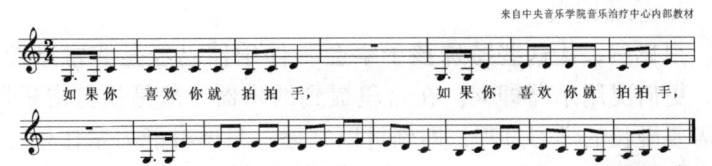

如果你喜欢

来自中央音乐学院音乐治疗中心内部教材

如果你 喜欢 你就 拍拍手， 如果你 喜欢 你就 拍拍手，
如果你 喜欢你就 把它 表现 出来吧，让 我们 大家一起 拍拍手。

过程：A. 在空拍处拍手、跺脚等动作；让学生想象可以做什么动作。

B. 请学生上来当领导者分别带领不同的动作。

C. 学生手拿乐器（鼓类较好），治疗师边唱边带领敲，治疗师在演唱中做如下变化：快、慢、中速、由慢渐快、由快渐慢、高低的变化、音量大小的变化。

这首乐曲相信大家都是耳熟能详，通常的做法是在音乐空拍处拍手、跺脚或做一些其他动作。在治疗中应用这首儿歌时，孩子们同样也非常喜欢。带领孩子做完以上动作后,我会在音乐休止处问孩子们喜欢做什么动作。孩子们会根据自己的喜好来编动作,我也会让他们来带领集体做自己创编的动作。另外,活动时多进行速度和强弱上的变化,这种变化也很容易吸引孩子的注意力和引发他们的兴趣,让重复变得不是那么枯燥。

声势即兴是奥尔夫音乐教育方法中非常重要的一项。很多人对奥尔夫音乐教育的印象都是从肢体上的拍打开始认识。其实这种节奏拍打方式在非洲的原始部落中也非常常见,但是他们没有像奥尔夫那样将其变为一种系统化训练的方式。在我的经验中,声势即兴对孩子们并不是一件难事,只要治疗师应用合理,这些特殊孩子完全可以掌握。同时,它也训练了孩子的肢体协调感。在本章第一节热身活动中的《名字、名字、你叫什么名字》,将声势即兴很好的得到了应用。

3. 乐器即兴

很显然,让这些特殊孩子学会一件乐器已经是非常难的事情,更何况用乐器即兴。在这里提到的乐器一般是指打击乐器,不需要漫长的学习过程,即刻可以掌握,只要有能力拿住乐器的孩子都可以参与。也有一些吹奏乐器,如有固定音高的喇叭,吹奏起来非常简单,不用按指,直接吹奏出音。所以,对这些特殊障碍孩子选择的乐器,不在于难,而在于如何让他们快速地掌握。但即兴并不等于乱打乱敲,一定要有前提条件下的即兴。奥尔夫的即兴方式同样非常适用于这些特殊儿童。以回旋曲的方式进行即兴,既给了孩子演奏的空间,也给了他们固定的节拍限制。

例1:《舒伯特钢琴曲——作品733 No.1》(乐器编配——王冰)

乐曲结构:ABA 结构

过程:A 段——集体演奏

<u>×× </u>　　<u>××× </u>　　<u>×× </u><u>×× </u><u>×× </u><u>×× </u>
鼓　　　木质　　　　散响

B段——个人乐器即兴演奏,即兴时间根据乐句长短决定。

A段——集体重复第一段的演奏。

第五节 肢体协调和反应能力训练活动

1. 《分清左右歌》

分清左右歌

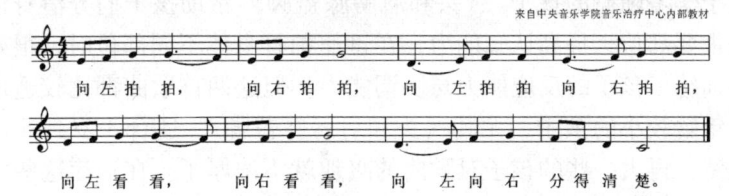

来自中央音乐学院音乐治疗中心内部教材

向左拍拍, 向右拍拍, 向 左拍拍 向 右拍拍,

向左看看, 向右看看, 向 左 向 右 分 得 清 楚。

过程:A. 治疗师先问孩子哪边是左边,哪边是右边。
　　　B. 训练反应能力,治疗师说"左",学生向左弯,"右"即向右弯。
　　　C. 反向练习,即治疗师喊"左",学生向右翻倒。
　　　D. 治疗师带领做几遍后,请学生轮流上来带领集体做活动。

2. 《头和肩膀膝盖脚》

头和肩膀膝盖脚

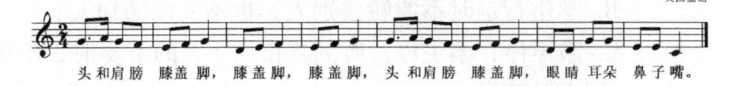

英国童谣

头和肩膀 膝盖脚, 膝盖脚, 膝盖脚, 头和肩膀 膝盖脚, 眼睛 耳朵 鼻子 嘴。

——来自中央音乐学院音乐治疗中心内部教材

过程1:A. 指明头、膝盖、脚的不同部位。

　　　　　B. 练反应，治疗师说"头"学生迅速的指着头，如此反复，也可互相指认。
　　　　　C. 学唱歌曲（模仿、问答、静音）。
　　　　　D. 边唱边做（慢速和快速交替）。
　　过程2：治疗师唱到"脚"时，学员伸出脚，不唱时缩回去，唱到"头"——点头；"肩膀"——耸肩；"膝盖"——拍膝盖一下；一步一步将动作叠加进来。

　　以上两首歌曲对于训练孩子的肢体协调性和反应能力都有很大的帮助。《分清左右歌》帮助孩子们分清左右的方向，尤其适用于学习障碍的孩子。《头和肩膀膝盖脚》帮助孩子们分清身体的重要部位，提高认知能力，在迅速拍打身体不同部位时，很好地训练了孩子的反应能力与协调能力。但这两首歌曲都比较适用于年龄较小的孩子，尤其《头和肩膀膝盖脚》，适合3岁到6岁儿童，再大一些的孩子对歌曲的兴趣就不浓厚了。在治疗这些特殊儿童时，治疗师要认识到，虽然智障孩子的智商水平终身会停留在某一个阶段，但其欣赏能力与喜好却会随着年龄的增加而转变。在我治疗中的一个男孩，16岁，中度智障，却非常喜欢流行歌曲，并且能演唱各种流行歌手的成名曲。在治疗中，该男孩对幼儿歌曲就丝毫没有兴趣，但一旦使用流行歌曲，男孩的情绪马上会随之高涨起来。所以，治疗师选择歌曲的时候还要考虑到孩子的年龄问题。

　　3. 《听鼓声走》（摘自《奥尔夫音乐教育思想与实践》）
　　过程：A. 治疗师击鼓，学生听鼓声走。
　　　　　B. 学生行走时不要触碰别人，也不要跟随别人。
　　　　　C. 鼓声停，学生停；听到连击 ××. 的节奏时，学生立马转身。
　　　　　D. 治疗师做出不同的变化，如音量、速度，增加要求，倒着走、弯腰走、用脚尖走等。

《听鼓声走》的活动适用于训练智障儿童的反应能力。道具很简单,只需要一个鼓就可以完成整个活动。如果治疗师再多一些变化,可以变换成别的乐器,如三角铁、双响筒等,也可以弹奏出节奏型,告诉孩子什么音符代表停止,什么音符代表行走。但我一般都会先用鼓引入,因为鼓的声音稳健有力,敲击起来很适合行进。另外,治疗师手拿一鼓也比较适合于给孩子们进行示范,可以边敲奏出节奏型,边带领他们一起行走,等到他们熟悉活动后,治疗师再退出。在我的经验中,对特殊障碍孩子做这个活动,无法像针对普通孩子一样集体一起进行。普通孩子在治疗师示范两遍左右就能领会含义。如果是一个特殊障碍儿童组成的小组,集体一起做这个活动的结果很可能是一片混乱。因为很多孩子都不知道如何控制自己的身体,如何听鼓声的节奏。有些孩子会一直在奔跑,干扰其他孩子。在我尝试几次集体行走失败后,我就改让孩子们单独出来跟着我的鼓声行走,情况就好了许多,互相之间的干扰不再有,而且观看别人的时候,也能让他们互相之间学习。孩子们通过这个活动,逐渐建立了听鼓声的意识,也会体验到走与停之间的乐趣,因为不知道什么时候鼓声会停,充满了期待和好奇心,这样的方式提高了孩子们的听觉能力和注意力集中的能力,更为重要的还有训练了他们的反应能力。在孩子们熟悉这个基本的走与停的活动后,我又会增加要求,如听到三角铁踮着脚尖走,听到沙锤的声音要蹲下等。孩子们也开始熟悉各类乐器的音色,并注意到把它们区分开来。治疗师想再增加此活动难度的方式是在钢琴上弹奏出旋律,告诉他们哪一句是开始,哪一句是停止,训练孩子们的记忆能力。奥尔夫音乐活动中这类变化更是丰富多样,比如变换节奏型,不同的节奏型代表不同的动物形象在走路或跑步。像马一样地跳跃,像大象一样走路,像松鼠一样轻巧等。孩子们对这种肢体类的活动也表现得很喜欢,都会积极地参加。等孩子们都熟悉后,我再让他们集体一起行走，经过单独训练的过程后，往往集体行走就能起到比较好的效果。

4. 训练大脑与身体协调反应的活动

活动过程：根据治疗师口令，学生做拍手和跳的动作。听到口令"手"时，学生连续拍手；听到口令"脚"时，连续跳跃；听到喊"手脚"时，一边拍手一边跳。待学生们能较熟悉的跟随口令做动作后，让他们身体挺直坐在地板上，但是要放松，并把两腿向前伸开。治疗师弹奏二拍子的音乐，学生跟随音乐用双手和双脚同时做张开——合拢的动作。听到口令"手"时，双脚休息，手的动作继续进行；听到口令"脚"时，脚做动作而手休息。

——摘自《达尔克罗兹音乐教育思想与实践》

做这个活动和《听鼓声走》一样，如果是在小组中进行，还是要先安排好活动进行的顺序。首先是在原地坐着做活动，然后再站起来，先一个或两个孩子走动，逐渐增加人员。治疗师也可以让孩子分辨高音区、低音区、高低音区、中音区，在钢琴上弹奏不同的音区，弹奏高音区是代表拍手，弹奏低音区是代表用脚走；高低音区同时弹奏代表手脚并用，孩子先跟着钢琴的弹奏走和拍手，其次是播放适合行走的音乐。治疗师也可以在描述时加入更为感性的语言，如高音是"小兔子"跳，低音是"狗熊"在走，高低音同时是两种小动物同时进行。

情景设计：小熊迷路了，遇到了小兔子，小兔子帮小熊找到了回家的路，两个人一起跳舞。

5. 控制训练

过程：A. 治疗师弹奏或播放音乐，学生跟随拍击掌，治疗师突然中断音乐，学生迅速停止拍掌，在开始几遍有一定的规律，如四拍或八拍后停止，如此练习几次。

B. 治疗师无规律地停止音乐，学生需要时时刻刻集中注意力。
C. 每人发一个鼓，治疗师击鼓，学生跟着停或者敲，治疗师有击鼓大声、小声、快速、慢速的不同变化，孩子们跟随治疗师模仿。
D. 让不同的孩子来带领集体敲击。

这个活动来源于达尔克罗兹《起和止的控制》，我根据他的理念和特殊孩子的特征，在操作时进行了适当的改变。这个活动既可以训练孩子的反应能力，也可以作为节奏模仿训练很好的前奏。孩子们的注意力集中能力是一个需要训练的过程。在对孩子进行节奏模仿训练之前，这个活动是一个很好的引入。音乐是治疗师的有利工具，同时也是很多治疗师的一个难点。音乐治疗师不单单是治疗孩子的病症，这个特殊的身份令音乐治疗师相比其他治疗师需要更多的创意。尤其在如何吸引孩子的注意力方面，更是需要有很多的灵感，让音乐活动生动有趣，孩子在活动中能够乐在其中。所以，作为音乐治疗师不仅要有很高的音乐素养，充满爱心，还要有丰富的创造力，而这也更增添了音乐治疗的魅力。

第六节　社会交往能力训练活动

有特殊障碍的孩子，几乎会伴随着社会交往障碍。因为身体或智力上的缺陷，这些孩子更为自卑，即使有交往愿望，也会因为障碍而无法与同龄孩子共同游戏、玩耍，并且屡屡受挫，久而久之导致社会交往能力的减退甚至是丧失。音乐可以提供给他们一个很好的社会交往环境，一起歌唱、一起演奏乐器、一起舞蹈可以让孩子们之间的交往变得容易和无障碍。而舞蹈是最直接的交往方式，在欢快的音乐中，孩子们做动作、握手、行进，在群体中互相得到温暖的支持。在治疗中所运用的舞蹈几乎是带有交往性质的。舞蹈的队形可以是圆圈、两人一组、三人一组，也可以列纵队、横队，治疗中没有特殊要求和限制，治疗师可以根据现场的情况而进行安排。而且，同一首舞蹈的乐曲也可以以不同的方式进行编排。

1. 舞蹈

例1：《找朋友》

找朋友

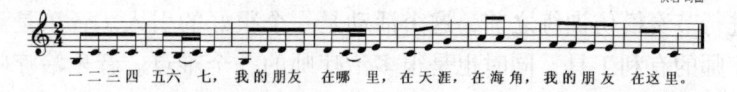

佚名 词曲

一二三四 五六 七，我的朋友 在哪 里，在天涯，在海角，我的朋友 在这里。

过程1：队形（随意分散）。

　　A. 各自朝一个方向走七步（一二 三四 五六 七）。
　　B. 再换方向走七步（我的 朋友 在哪 里）。
　　C. 找到一个朋友，双手叉腰对跳"在天 涯，在海角，我的 朋友 在这 里。"（双脚前后交叉跳，步伐为：左右 左 右左 右 左右 左右 左右 左）

过程2：队形（圆圈拉手）可内外圈，交叉跳时内圈同学转身面对外圈。

　　A. 向前走七拍（一二 三四 五六 七）
　　B. 向后退七拍（我的 朋友 在哪 里）
　　C. 与身边的小朋友互相面对面，双手叉腰双脚交叉跳（在天 涯，在海 角，我的 朋友 在这 里。）

这首舞蹈乐曲来源于李妲娜老师的奥尔夫培训班。音乐结构很规整，舞蹈的步伐设计也很简单，向不同的方向各走7步，然后是交叉跳。一遍结束后，音乐又重复原先的旋律，舞蹈中可以变换的就是换成不同的成员互相对跳。对特殊障碍孩子做这个活动时，最好是先采用手拉手围成圆圈的方式，如果直接采用打乱队形，随意行走的方式可能场面会不可控。治疗师带领孩子的时候，尽可能少用语言发出指令，直接带着孩子做动作，孩子有时候更容易集中注意力。

例2：《火车》（刘莉燕创编活动）

过程1：A. "火车在什么时候叫？火车叫是什么声音？"

　　　　B. 治疗师放音乐，学生听到火车叫时要举起手指晃动。

　　　　C. 治疗师发乐器，要求听到火车叫时晃动乐器。

　　　　D. 排队形（家长排成两队扮演火车经过的隧道，小朋友排成长队当火车）。

　　　　动作分为：火车启动、行进、钻山洞、进站。

过程2：A. 家长先站成两边，面对面，当小朋友经过时，家长蹲下（行进）。

　　　　B. 家长架起桥的样子，小朋友钻（山洞）。

　　　　C. 家长拍手做接站的样子，小朋友经过（进站），最后找到自己的父母亲。

这是一个家长与学生共同参与的舞蹈游戏方式，这样的活动可以很好地增加父母和子女之间的亲子关系，孩子们在家长的鼓掌列队欢迎声中，脸上往往流露着幸福的笑容。

2. 游戏

除了以上所列举的舞蹈方式可以提高儿童的社会交往能力，以音乐游戏的方式进行舞蹈更容易引起孩子的兴趣。治疗师选择一些合适的音乐，根据孩子的特点和治疗目标设计游戏环节。另外，治疗师在游戏环节中让孩子们带领做动作，提高他们在集体中的自信以及对他人的关注力。

例1：一人一句音乐的舞蹈

这类型音乐基本是以重复一个乐句旋律为主，没有 AB 结构，同样的乐句重复多遍，重复的时候会有音色和调性的改变，但主题一直不变。做这个活动时，孩子们都围成圆圈，治疗师选择一块纱巾，或是一个手杖（只要是便于孩子手持和传递的都可以）。手持物件的孩子带领大家舞蹈，当一句音乐结束时将手里的物件传递给下一个孩子。带领孩子们做这个活动时，刚开始孩子们会不明白什么时候要传递，他们会在一句音乐没结束时就传递给别的孩子，或是延长到第二遍还没有传递。另外，也分不清楚传递的方向，所以治疗师要在旁边辅助他们，指定一个固定的位置（如在黑板上画出一个特殊标记），只要到这个位置的孩子就手持物件，开始带领大家做动作，一句结束时，治疗师提示他将物件传递给下一个人。大概要经过三遍到四遍后孩子们才能明白游戏规则，治疗师要尽可能不用语言指导，孩子们学会后会乐在其中，当他们互相传递手里的信号时，社会交往就已经在进行，而关注和模仿他人的动作更是形成了良好的社会互动。在游戏中，有一些孩子不知道如何模仿，或是不知道如何带领，但是几乎没有孩子会退出圆圈。如果孩子不会带领，治疗师可以在旁边给予帮助，孩子们在获得集体关注的时候，也能增长自信心和开发想象力。

例2：

选择一首十六分音符和长音交替的音乐，明显的 AB 乐段对比。

过程：A. 先坐在原地，在音乐长音时，做一个动作，十六分音符时原地跑。

B. 凳子摆成一个圆圈，每个人站在凳子后面，指定一张凳子，音乐变成十六分音符时，跑到被指定凳子后面的孩子，带领大家做动作。

治疗师选择 AB 乐段鲜明对比的音乐，不断反复。A 段时集体一起在固定位置治疗师带领做动作，B 段是个人的自由探索，可以奔跑或个人即兴表现。在特殊儿童治疗中，给予他们自由的前提下，一定要进行限制，不能给以他们太多的自由探索空间。假如在 B 乐段让他们自由奔跑或是探索，当再次出现 A 段时，孩子们就无法找回原来的位置，而活动也无法再次顺利进行。我的治疗经验是，将凳子摆成一圈，让孩子们在 A 段时站在凳子后面游戏，B 段时则围着凳子奔跑，这样就能帮助他们更好的理解音乐的意图。有了中间摆成圆圈的凳子后，也可以建立他们队列的意识。另外，指定了其中一张凳子带领做动作，也更明确他们的带领意识。

例3：《握手舞》

过程1：A. 先随意行走，听到三拍 rei 音时，站在原地拍掌三下；听到23 21 76 56 7 1 时，原地转圈，先向左转一圈，再向右转一圈。

B. "5——3"长音时，找一个人握手，每出现一次长音，就换人握手。

过程2：A. 围成大圆圈，手拉手，先向右跑，听到三拍"2"音时，站在原地拍掌三下，23 21 76 56 71 时，原地转圈，先向左后转一圈，再向右转一圈。

B. "5——3"长音时，跟着老师做不同的动作，抬腿，跪膝，托腮（胳膊肘杵地），趴下全身伏地，每次增加一个长音时就增加一个动作。

过程3：原地拍手，在"5——3"时，往前迈一步，有几个"5——3"出现就迈几步。

过程4：将动作根据孩子的障碍程度简化，如在原地做动作，在"5——3"时将动作改为招手或伸展的动作。

过程5：在长音时，"5"音时有一个人站起来，"3"音时坐下，下一个长音换人站，最后一个长音停下时给他们一个鼓棒做标记，传递。也可以在座位外面绕圈跑，长音时回到座位上站起，再换人，如此反复。

《握手舞》的音乐最有特点之处在于长音"5——3"，每一遍主旋律重复之后，就会增加一次"5——3"，每一次出现时音符长短不一，忽长忽短，总给人新鲜感。以上提到的过程1和2的设计，是李姐娜老师奥尔夫培训班所介绍的方法。过程3、4、5是我在治疗中总结出来比较适合孩子的方式。大家对这首乐曲构思活动时，几乎所有的变化和创意都体现在了"5——3"长音上。应用到特殊障碍儿童上，治疗师可以根据患儿的病情进行改编。如是下肢瘫痪或行动不便的患儿可以坐在椅子上活动，在长音出现时，治疗师带领患儿做不同的上肢动作。治疗肌无力的患儿，治疗师则可以在长音出现时，轻轻摇晃其身体，帮助他完成不同的动作。往往孩子都会在长音出现时充满了期待，治疗师与孩子之间的交往关系也能顺利建立。

例4：《苏珊娜》（美国民歌）

过程1：围圈。

A段分乐句向左和向右走，走完一个乐句时再换一个方向。

A段音乐：

B段向前走，把手举高，向圈心靠拢，再向后退。

B段音乐：

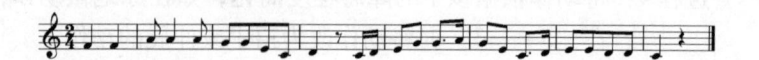

过程2：分成四个组，一组一个乐段围圈跳，最后一个乐段集体一起跳。众人站成一个大圆圈，每一组从原地走向场地的中间（A段前两句排队形，B段时再开始跳，最后一句下场），跳完回到原地，另一组马上跟上，不跳的小组在旁边按节奏拍手。

过程3：分成四组，站成两个直队，面对面，每一组出来跳一乐段，前两句大家鼓掌，出来跳的组员从大家面前跳过去，后两句大家搭桥，组员从桥底下钻过去，站到第一排，依此类推。

这个活动适合运用在正常儿童、特殊障碍儿童与父母之间的亲子游戏、联欢等人数众多的场合。音乐欢快、活泼，节奏规整，旋律便于记忆。

第七节 认知能力训练活动

1. 《我有一双小小手》（刘莉燕编）

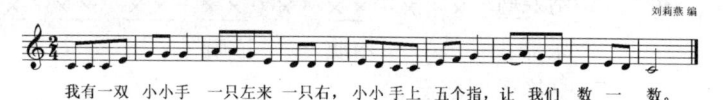

我有一双小小手

刘莉燕 编

我有一双 小小手 一只左来 一只右，小小手上 五个指，让 我们 数 一 数。

（白：一个，两个，三个，四个，五个。大拇指，食指，中指，无名指，小指）

这是一首教孩子分辨左右手，认识左右手指名称的儿歌。歌曲演唱很容易，音域只跨越五度，孩子们唱起来几乎不费力。主要在于教会他们能分清左右手并认识每个手指的名称。这首歌曲适合幼儿，3岁到5岁的孩子都可以应用。

2.《手指歌》

活动操作方法与谱例见第三章第一节。这首 Robbins 的《手指歌》，演唱时速度缓慢，音区也合适，在歌唱中指认孩子的五官，增加孩子对自我的认识。

第八节 综合能力训练活动

1.《小星星》

目标：语言能力、想象能力、协调能力、合作能力。

过程：A. 语言：治疗师先让小朋友想想两个字、三个字、四个字都有什么词？（苹果、巧克力、宫爆鸡丁）

B. 每个人轮流说，先两个字→三个字→四个字。

C. 声势：两个字——跺脚；三个字——拍手；四个字——拍腿。

D. 乐器：两个字——鼓；三个字——木质；四个字——散响。

E. 演唱《小星星》，同时演奏乐器。

节奏型： ×　×　××‘×　××　××　××

乐器：　　鼓　　木质　　散响

F. 交换乐器演奏。

G. 放音乐，学生演奏以上节奏型为音乐伴奏。

这个活动是本人在李妲娜奥尔夫培训班上学习的课例，最后在乐器编配和乐曲的选择上，我个人进行了新的编配。活动可以达到多重目的，在语言训练部分提问孩子两个字、三个字内容时，非常能激发孩子的想象力。但在治疗的应用中，并不是所有的孩子都能想象出两个字或三个字的词组。有一些孩子想象力很丰富，一个人能说出十几种两个字的水果，但有一些孩子可能十分茫然，没有任何想象。游戏的时候，如果轮到特别沉默的孩子，我会让其他孩子帮助他说出一个词组，不要在这样的孩子身上停留太久，否则会给他们造成很大的压力。往往孩子在渐渐熟悉这个活动后，会开始跟着说，比如重复别人说过的词组，这没关系，在治疗中不要去评价孩子说的对错与否，只要孩子敢于开始表现自己，治疗目的就达到一半了，所以治疗师要耐心等待孩子的成长。

2.《感受稳定的律动》（摘自《达尔克罗兹音乐教育理论与实践》）

目标：肢体协调能力、听从指令、节奏感、听觉能力。

过程：A. "现在假装把我们的手当成脚，让我们去走路了"儿童跟着治疗师拍击的速度，用手在地板上拍击。治疗师的速度有时是中速走，有时是快一点走或慢一点走，有时停止，然后再开始走……

B. 熟悉了活动后，让儿童听鼓声做活动。儿童继续用手当脚跟随鼓声做活动，鼓声表现出快、慢，停止、开始。

C. 治疗师击鼓，儿童用打击乐器跟随敲击。可使用一两件打击乐器，按照治疗师所给的信号（如快速连击两声），手持乐器的孩子立即把乐器传递给旁边的人敲击，其他的孩子仍然拍地板"走路"。

D. （隔三个孩子发一件乐器）听音乐敲击乐器，治疗师指定音乐的某处传递乐器，孩子听到音乐的信号时将乐器向旁边传递。

E. 治疗师放不同的音乐，带领孩子做走、跑、慢走、休止等动作。

瑞士的音乐教育家达尔克罗兹发现，音乐与身体结合的节奏运动已经不只属于音乐学习范畴，也是促进学生身心和谐发展的必要手段。[①] 在达尔克罗兹的活动中有大量训练节奏律动的课例，同样也适用于有特殊障碍的儿童。

在治疗特殊障碍儿童时，很多活动并不是一次能完成的。通常要经过好多次的治疗后，孩子才能逐渐理解活动的意图，从而达到治疗的目的。所以如何让孩子最快理解活动，又不产生畏难情绪，也是治疗师在设计各个活动环节时需要慎重考虑的事情。在治疗中，活动过程往往和音乐教育理念并不一致。教育中更多让学生学习老师，如何演奏，老师示范后学生进行模仿，对于大部分学生来说并不是一件困难的事情。但是在治疗中，很多有特殊障碍的孩子存在各种各样的问题，比如注意力不集中、有交往障碍、有多动行为、情绪急躁不安或是抑制、缄默等。他们大部分不能跟上治疗师的指令，更谈不上模仿了。虽然是很简单的活动，但如果是面对特殊的群体，也会困难无比。所以，治疗师虽然学习了各种方法和手段，在实践中很多情况下都要根据当时患儿的情况进行改变。在我的治疗中，经常会有不听指令的孩子，他们也不跟随治疗师做活动，或者奔跑，或者静坐不动。我曾经对一名多动症的孩子做这个活动。我在边上敲击节奏，要求孩子跟着节拍而走动。但是孩子根本没有任何意识要跟随节拍，他只是不停地行走，我的律动很慢，他却快出好几倍的速度，最后都快奔跑了。后来再尝试的时候，我使用了"同步原则"，即先跟着这个孩子的速度敲击乐器，然后再逐渐放慢速度带领孩子。这个孩子开始的时候很兴奋，感觉到了鼓声与他的节奏一致，他有时候忽然会停下来，我也停止敲鼓，他开始觉得很有趣，边跑边笑。在几次的配合后，我开始有意识地放慢速度，孩子逐渐开始配合鼓的律动节奏，活动达到了我所要

[①] 蔡觉民、杨立梅：《达尔克罗兹音乐教育理论与实践》，第16、第89页，上海教育出版社，2002年。

的目的。

而有一些孩子没有律动感，治疗师可以拉着孩子的手带他一起走，让他能明显地看到治疗师的脚步，感受行走的速度，或者治疗师在孩子背部轻轻拍击也能让孩子体验到律动感。

3.《洋娃娃和小熊跳舞》（波兰儿歌）

目标：社会交往能力、节奏感、肢体协调能力。

过程：A. 治疗师边弹边唱，在"一二一"时，带领孩子拍手三下。

B. 重复，但是在停顿时，治疗师示意孩子自己拍手三下。

C. 治疗师问孩子还可以做什么样的变化，如跺脚、拍腿、点头、拍肩等。

D. 治疗师再加上轻重强弱的变化，让活动变得更有趣。

E. 改变节奏型演唱，将八分音符节奏型××改成附点音符×.×的节奏型。

F. 加上乐器：鼓、双响筒、三角铁等。

G. 律动舞蹈，前两句先向一边走，在"一二一"时停住拍手，再反向走；第三句和第四句找一个伙伴手拉手转圈，在"一二一"时互相击掌三下。

在选择适合孩子治疗的音乐活动时发现，有休止的音乐更会引起孩子们的兴趣，也更容易集中注意力。像《洋娃娃和小熊跳舞》《如果我喜欢》《一只哈巴狗》等在儿童中非常受欢迎的歌曲都有以下类似的特点：律动稳定，但是有空拍休止，当休止的时候，孩子们会有期待，而每次治疗师在休止中做各种各样的变化，孩子们都会感到新奇和兴奋。我在带孩子们做《洋娃娃和小熊跳舞》的活动时，从声势、演奏乐器以及带领孩子们舞蹈，都是在休止上进行创造不同的活动，治疗也收到了很好的效果。

4.《一只哈巴狗》(刘莉燕创编活动)

目标：语言能力、创造力、肢体协调能力。

过程：A. 语言："一只哈巴狗，坐在大门口，眼睛黑幽幽，想吃肉骨头。一只哈巴狗，吃完肉骨头，尾巴摇一摇，向我点点头"。

B. 分两个声部，一个声部主说词句，一个声部说象声词"汪汪"。

C. 让孩子可以即兴不同的动物。同样分声部说，一个声部说词句，另一个声部说象声词。如："一只小花猫——喵喵"，"一只小老鼠——吱吱"。

D. 声势：拍腿和拍手。

E. 乐器

节奏型：× × × × ×（木质）
　　　（一只 哈巴 狗）
　　　× ×　　　　　（鼓）
　　　（汪汪！）

我们在《一只哈巴狗》的语言部分进行即兴，更换"哈巴狗"三个字，将它换成"小花猫"或是"小老鼠"等。也可以在"肉骨头"三个字处即兴，将它更换成"想吃大鸭梨""想吃烤鸡翅"等，让孩子们说出自己喜爱的食品。我曾经见到一些幼儿教育工作者在此处进行了很多有意思的创意。在针对特殊孩子做这个活动时，孩子们同样在说到自己爱吃的食品时，总是滔滔不绝。

此活动可以逐渐发展，从说到唱，继而到声势和乐器，再到最后的律动舞蹈，训练孩子的语言能力、创造力、肢体协调能力。

5.《木瓜恰恰恰》(印尼民歌)

目标：肢体协调能力、社会交往能力、节奏感、注意力。

过程：A. 做一个小游戏，治疗师拍三下手，小朋友说"恰恰恰"。
B. 说"恰恰恰"时敲击乐器（鼓、散响或木质）。
C. 围圈手拉手，前后各走六拍，在"恰恰恰"时拍手三下，也可找身边的人互拍。

这首乐曲中的"恰恰恰"很有意思，治疗师可以带领孩子先做"恰恰恰"的游戏。口念"恰恰恰"带领孩子拍手，轻拍、重拍、拍桌子、拍腿、拍肩、互相对拍等，可以放慢速度或者加快速度，治疗师丰富的变化手段能很快吸引孩子们的注意力。《木瓜恰恰恰》既可以作为乐器演奏，也可以发展成集体舞蹈。

第九节　放松训练活动

1. 让学生排成两队，相对而立，拉一根绳子。治疗师弹奏音乐加强音，学生保持力量拉紧绳子，听治疗师的琶音信号，学生放松绳子，不停交替，让学生体验紧张与放松的感觉。

——摘自《达尔克罗兹音乐教育理论与实践》

2. 孩子散开站立，双臂朝上伸直，保持一个固定的姿势，治疗师演奏音乐，孩子听音乐的变化依次放松身体各部位：从手臂开始——头——上身（从腰部下弯）——两腿（松软，膝盖弯曲）——终于支撑不住，整个身体像空布袋一样慢慢地、无力地倒在地上。

3. 每个人选择一个舒服的姿势坐好，听安静的、放松的音乐。

4. 要求孩子笔直地站立，用手去够天花板，然后跳起来弯腰到地板，放松地摇晃两手，在弯腰时，膝盖不要弯曲。

5. 双手向上伸展，并向两边打开后落下，向上伸展时吸气，向下时呼气。

6. 让学生模仿柔软和放松的样子，如像丝巾、雪花、降落伞一样飘落下来。

7. 随着轻柔的音乐运动，用飘动的丝巾和丝带做道具。

8. 听治疗师的引导语，深呼吸式放松，尝试慢深呼吸，可以让整个身体放松。

9. 音乐想象放松（孩子们选择舒服的姿势坐下或躺下）。

治疗师指导语：

聆听我的声音……你感到身体在放松，关于这个房间的声音与感觉渐渐消失……集中精神，注意我的声音，保持放松……缓慢地轻松地呼吸……（音乐起，带有流水和鸟鸣声）

看到了什么？听到了什么？闻到了什么？皮肤感觉怎么样？……有没有听到小河的流水声、小鸟的鸣叫声，闻闻舒服的气味，用皮肤感觉一下温度。

看看明亮、蔚蓝的天空拂过淡淡的云彩。金黄的太阳，就在你的上方。暖暖的阳光包围着你，这种暖洋洋的感觉停留在你的脸上……脖子上……身体上……手臂上……腿上的肌肤……身体变得很温暖，这种感觉使你放松、平静……整个身体都包裹在令人舒心的温暖之中……在这种惬意的温暖之中，你感到的只有舒适和满足……

现在……逐渐的、非常慢的，睁开你的眼睛，回到现实中来。

参考文献

蔡觉民、杨立梅：《达尔克罗兹音乐教育理论与实践》，第16、第89页，上海教育出版社，2002年。

第八章　儿童音乐治疗评估

音乐治疗包括三个步骤：评估、治疗和评价。第一个步骤——评估。评估帮助治疗师了解患者的病情和治疗的需要，只有通过评估，我们才能知道应该使用什么样的治疗方法对患者进行治疗。在评估中，治疗师搜集病人的各方面信息了解患者的综合情况，如患者存在什么问题，曾经接受过何种治疗方式，效果如何，有什么缺陷和禁忌，有何喜好等。治疗师根据综合评估结果帮助他制订合理的治疗计划。第二个步骤——治疗。在这个过程中，治疗师通过各种音乐治疗方法帮助病人恢复健康。第三个步骤——评价。评价则是评判病人治疗后的效果如何。治疗师通过评价结果，观察所使用方法对患者的治疗效果如何，是否应该调整治疗方案。在以上三个步骤中，评估揭示了病人需要改变的方面，治疗是帮助改变的手段，评价则判断经过治疗的病人情况如何。评估与评价的相似之处在于都是数据资料的搜集。在治疗中评估与评价同样重要，没有了评估，治疗没有方向，评价也没有基础。而没有评价，评估和治疗方法都变得没有根据。[1]

在音乐治疗中，没有约定俗成的评估工具，而是要看治疗对象和治疗场所。[2] 本人查阅了国内外有关评估的资料和文献，音

---

[1] Bruscia, K. 1993. Client assessment in Music therapy. January 1993 Draft (c) Barcelona Publishers.

[2] Isenberg-Grzeda, C. (1988). Music therapy assessment: A reflection of professional identity. Journal of Music Therapy, 25 (3), 156–169.

乐治疗中的评估，最大的困难在于无法标准化。因为治疗师的理念和流派不一样，面对病患的个体差异性又非常大，所以每一次面对病患治疗时，治疗师都需重新修订评估工具。治疗师要考虑患者的病情，所采用的治疗方法，需要观察的项目各方面因素来制定或是采用现成的评估表格。

第一节 评估的过程

总结各式评估表，无论是国内还是国外的音乐治疗领域，评估分为以下几个过程：（一）搜集信息；（二）对患者各方面能力进行全面评估，并制定长期目标和短期目标；（三）针对患者的治疗目标，列举具体评价项目。

音乐治疗评估第一步是信息搜集过程。治疗师面对一位新的患儿的时候，不要急于开始进行音乐活动评估，而要对患者先进行全方面的了解。在这个阶段，治疗师要获得病患的各方面基本信息，如年龄、诊断结果、曾经接受过的治疗和药物史、家庭状况等。在儿童音乐治疗中，一般患儿都由家长陪同前来，治疗师主要是通过家长来获取患儿详细信息。在这个过程中，治疗师要注意以下几个方面：1. 与患儿家长沟通。治疗师与患儿家长的沟通非常重要，治疗师要和家长说明填写表格的重要性，目的是什么，这样对治疗有何帮助等。如果仅仅是将表格发到家长手中，让他们自己填写，信息经常会是不完整的。在我的经验中，未正式和家长说明填写表格的目的，有时候会产生误解。另外，家长不一定能理解一些专业术语，治疗师必须认真解释，并提出填写的要求。2. 真诚地对待每一位患儿家长，建立信赖感。家长对治疗师不够信赖的情况下，会隐瞒或拒绝填写一些患儿的真实信息。最初我发给家长表格的时候，收上来的表格经常会有在患儿 IQ 和诊断结果处空白。所以，治疗师在家长填写表格时，与家长的访谈是不可少的，经过访谈，治疗师与患儿家长有了很好的互动，获得信息也会更为真实和全面。另外，在家长第一次带孩子就诊前，治疗师提前告知家长带上孩子在权威机构获得的诊断证明（见《情况调查表》表1－1、表1－2）。

表1－1：

《情况调查表》

尊敬的家长（亲属或陪护人）：您好！

为了更好地了解您孩子的情况，请详细填写以下表格内容。所有信息都会保密！谢谢您的合作！

儿童姓名：_____ 年龄_____ 性别：_____

出生：_____年___月___日

填表者姓名：_____ 填表者与儿童关系：_____

父或母姓名：_____ 受教育程度：_____

家庭住址：_____

从事职业：_____ 联系电话：_____

Email：_____

医师对孩子的诊断：

_____年_____月 在（何处）_____

诊断结果 _____

IQ：_____

补充：（有无其他不同诊断）_____

孩子的出生概况（受孕和分娩的情况）：

_____

_____

现在有无接受其他治疗和服用药物？效果如何？
_____
_____

您的孩子目前健康状况如何？
_____
_____

曾经在何时何处接受过什么治疗（包括外科手术和药物）？有什么样的效果？
_____
_____

孩子最令您苦恼的是什么方面的问题？您最希望解决孩子哪方面的问题？
_____
_____

您了解音乐治疗吗？您希望孩子通过音乐治疗获得什么样的帮助？
_____
_____

您的孩子在学校适应情况如何？
_____
_____

您的孩子对音乐有无特殊喜好与擅长？（如有无喜欢的歌曲和擅长的乐器或对音乐有无特殊反应）
_____
_____

　　　　　　　　　　　　　填表日期：_____年___月_____日

表1－2：

　　　　　　　　　治疗师总结
　　患者姓名_____　年龄_____　性别_____
　　来访日期：_____年_____月____日____时
　　病情描述：_____
　　_____
　　_____

　　音乐背景描述：_____
　　_____

　　家长意愿：_____
　　_____

　　　　　　　　　　　　　　治疗师：_____
　　　　　　　　　　　　　　_____年____月____日

治疗评估的第二步则是对患者进行全面评估的过程，这个过程也是最为烦琐和重要的一步，直接关系到对患者治疗目标、计划以及方法的制订。通过此项评估，音乐治疗师决定患者是否可以应用音乐治疗方法，患者的长期目标是什么，以及如何制定短期治疗目标，一般此过程需要三次到四次的治疗来完成。此项评估主要集中在两个方面：非音乐评估项目和音乐评估项目。台湾音乐治疗师张乃文总结在美国音乐治疗行业中，对非音乐评估项目重点集中在人最基本的发展——肢体、认知、情绪、社交四大项目的两项，较多在肢体与认知发展项目，较少在社会互动、情感、口语发展项目。[①] 美国音乐治疗师 Cole 在音乐治疗评估手册中将总体的评估设定在以下五个方面：动作、交流、认知、情

---

① 张乃文：《儿童音乐治疗》，第105、第106页，（台北）心理出版社，2007年。

绪、社会。每一个方面又都分为各项子项目，如动作领域分为：粗大动作、精细动作、知觉动作、精神动作技巧。[①] 音乐评估项目指患儿在音乐各要素能力的评估，如节奏感、旋律记忆、音乐反应、乐器演奏能力等。在音乐治疗评估中，很重要的一项即采用什么音乐活动对患者进行综合评估。在心理学界和医学界都有公认的评估标准，但是因为音乐的特殊性，在音乐治疗界至今还没有对评估有统一的标准。本人参考了各项评估，结合个人长期临床实践，根据以上提到的五项评估项目，对每一项目的评估所使用的音乐活动都进行了整理，以供大家参考。总体评估都完成后，音乐治疗师再针对患者的治疗目标，列举具体评价项目。

第二节 评估的音乐活动

一、动作能力评估

（一）精细动作评估

测试项目1：知觉动作功能（敲打和弹奏能力；手指技巧、抓握和眼手协调能力）

音乐活动：（1）治疗师演奏不同乐器，要求患者模仿。

音乐活动：（2）《敲起了大鼓》

——来自中央音乐学院音乐治疗中心内部教材

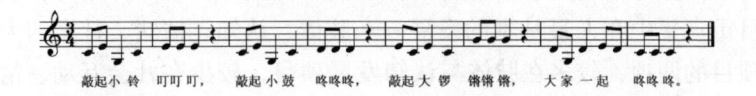

敲起小铃 叮叮叮，敲起小鼓 咚咚咚，敲起大锣 锵锵锵，大家一起 咚咚咚。

[①] Cole, K. M.（2001）. Music therapy assessment for children with developmental disabilities. Unpublished master's thesis, Michigan State University, East Lansing, Michigan.

做法：治疗师演唱，患儿手持乐器，在叮叮叮、咚咚咚和锵锵锵时分别演奏。

表2-1：

《精细动作评估表》

○ 完全正确_____
○ 大部分动作完成，不够精确_____
○ 慢速尚可，快速较为困难_____
○ 完全无法完成动作_____
分析原因：_____
_____

（二）粗大动作评估

测试项目1：上下肢平衡与协调能力，大肢体运动能力，前后左右方向位置感。

音乐活动：（1）《分清左右歌》（谱例与操作方法见第七章第五节）

（2）治疗师将钟琴摆放在高低不同的位置，要求患者演奏。

（三）精神运动技巧评估

测试项目1：对音乐节奏、旋律的运动反应。

音乐活动：（1）治疗师演奏鼓，要求患者跟着鼓的律动行走。

（2）治疗师用钢琴伴奏，患者跟随音乐抛接沙袋与气球。

（3）播放音乐，患者跟着治疗师用纱巾舞蹈。

表2-2：

《粗大动作、精神运动技巧评估表》

○ 完全正确_____
○ 大部分动作完成，不够精确_____

○ 慢速尚可，快速较为困难＿＿＿＿＿＿＿＿＿＿＿
○ 完全无法完成动作＿＿＿＿＿＿＿＿＿＿＿＿＿
分析原因：＿＿＿＿＿＿＿＿＿＿＿＿＿＿＿＿＿＿
＿＿＿＿＿＿＿＿＿＿＿＿＿＿＿＿＿＿＿＿＿＿＿

表2-3：
《动作能力评估总结表》
○ 协调感：好　一般　差＿＿＿＿＿＿＿＿＿＿
○ 方向感：好　一般　差＿＿＿＿＿＿＿＿＿＿
○ 肢体律动感：好　一般　差＿＿＿＿＿＿＿＿
○ 肢体发展：　上肢　（正常　有缺陷）＿＿＿
　　　　　　　下肢　（正常　有缺陷）＿＿＿
分析原因：＿＿＿＿＿＿＿＿＿＿＿＿＿＿＿＿＿
＿＿＿＿＿＿＿＿＿＿＿＿＿＿＿＿＿＿＿＿＿＿＿

二、交流能力评估

（一）语音、语调、发声评估

测试项目1：发声。

音乐活动：（1）哼鸣，观察孩子的发音。

1 2　3 4　5—　　5 4　3 2　1—　　1 2　3 4　5 4　3 2　1—
m - - - -　　　　m - - - -　　　　m - - - -
mi - - - -　　　　mi - - - -　　　　mi - - - -

（2）治疗师带领患儿吹口笛或喇叭，观察呼吸和肺活量。

测试项目2：咬字清晰度。

音乐活动：（1）治疗师演唱，患儿模仿。

（2）治疗师念儿歌：《小老鼠》《大蒜》等，治疗师念一句患儿模仿一句。

表 3-1：
《语音、语调、发声评估表》
1. ○ 咬字完全清晰和正确_____
   ○ 稍有些错误_____
   ○ 错误较为明显_____
   ○ 无法跟读_____
2. 语速　　　正常　　　稍慢
3. 音调　　　正常　　　一般　　　差
4. 音量　　　正常　　　过大　　　过小
5. 气息　　　好　　　　一般　　　差
分析原因：_____
　　　　　_____

(二) 接受式语言评估

测试项目 1：跟随指令。

音乐活动：(1) 教师弹奏四四拍的音乐，学生跟随音乐行走。教师发出若干次口令"变"，学生听到口令立即停止行走，并按拍子做另一套动作，然后接着行走。游戏前先规定每次停步时做什么动作。

(2) 治疗师唱歌，患者选择乐器、做动作、拍手等。

(3) 教师用钢琴发出信号，如一个快速的滑奏或琶音，学生必须跑向教师指定的方向。

(4) 治疗师演唱"停""走"的歌曲给予患者指令。

(5) 患者在治疗师的指令下将乐器挪动至不同位置。

表 3-2：
《接受式语言评估表》
○ 立刻听从指令（第一遍要求）＿＿＿＿＿＿＿＿
○ 治疗师要求两遍以上听从指令＿＿＿＿＿＿＿＿
○ 对治疗师的指令没有任何反应＿＿＿＿＿＿＿＿
分析原因：＿＿＿＿＿＿＿＿＿＿＿＿＿＿＿＿＿＿
＿＿＿＿＿＿＿＿＿＿＿＿＿＿＿＿＿＿＿＿＿＿＿

（三）交往式语言评估
测试项目 1：与他人的交流
音乐活动：（1）治疗师与病人在一个鼓上通过演奏交流，扮演买卖场景。
（2）治疗师演唱歌曲提问患儿。如治疗师唱问：你的衣服什么颜色？患儿答：我的衣服是红色。
（3）治疗师带领患者唱《你好歌》《Hello》歌。

表 3-3：
《交往式语言评估表》
○ 与他人交流意愿　　强烈　中等　很少　没有
○ 与他人的交流反应　正常　迟钝　没有
○ 与他人的问候用语　正常　迟钝　没有
○ 人称代词应用　　　正确　经常混淆　没有应用
○ 在交流中与他人的目光对视　正常　很少　没有
分析原因：＿＿＿＿＿＿＿＿＿＿＿＿＿＿＿＿＿＿
＿＿＿＿＿＿＿＿＿＿＿＿＿＿＿＿＿＿＿＿＿＿＿

表 3-4：
《交流能力评估总结表》
1. 语言表达能力
○ 没有语言表达能力。

○ 简单运用单个词汇。
○ 不完整的表达，简单的描述能力。
○ 完整的表达能力。
2. 能否聆听他人　　　　　正常　　　一般　　　差
3. 能否表达自己的需要　　　正常　　　一般　　　差
4. 与他人的交往性语言　　　正常　　　一般　　　差
5. 有无其他交往方式（如身体语言）_____
_____

分析原因：_____
_____

三、社会性行为评估

（一）与他人互动能力评估

测试项目1：模仿他人与领导他人能力

音乐活动：（1）治疗师与患者一起即兴演奏打击乐器，患者模仿治疗师的节奏或带领治疗师演奏。
　　　　　（2）治疗师安排两位患者一起在音调琴上演奏。
　　　　　（3）《看指挥》游戏。

测试项目2：交往能力

音乐活动：（1）用"你好""再见"歌曲鼓励患者社会性交往，如握手等手势。
　　　　　（2）治疗师演奏音乐片段，当音乐停顿时患儿将手里的乐器向右边的小朋友传递。
　　　　　（3）《握手舞》（做法见第七章第六节）。

表4-1：
　　　　《与他人互动能力评估表》
○ 主动与他人交往次数　　　　多次　一般　很少　没有
○ 他人与其交往时的反应　　　正常　迟钝　没有反应

○ 与他人肢体接触　　　　　正常　很少　拒绝接触
○ 在交往中模仿他人次数　　多次　一般　很少　没有
○ 在交往中是否领导他人　　是　否
○ 在交往中与他人的目光对视　正常　很少　回避
○ 在轮流时是否愿意等待　　是　否
分析原因：_____
_____

(二) 对自我和他人的意识评估
测试项目1：对他人的意识
音乐活动：(1) 治疗师唱"×××在哪里?"鼓励患儿与唱到名字的同学问好。
　　　　　(2) 治疗师演奏或演唱音乐片段，患儿聆听。
测试项目2：对名字的反应。
音乐活动：(1) 治疗师呼唤患儿姓名，要求被叫到名字的患儿演奏。
　　　　　(2)《Hello》《名字歌》。

表4-2：
　　　　　《对自我和他人的意识评估表》
○ 呼叫到自己姓名时的反应　正常　迟钝　没有反应
○ 呼叫他人名字时的反应　　正常　迟钝　没有反应
○ 对他人行为的关注　　　　很多　中等　没有关注
分析原因：_____

表4-3：
　　　　　《社会性行为评估总结表》
○ 与他人互动能力　　正常　一般　差
○ 对自我与他人意识　正常　一般　差
○ 在集体中参与活动　积极　中等　很少　拒绝

分析原因：_____
_____

四、认知能力评估

（一）基本概念认识评估（如颜色、数字、字母、身体部位、形状等）

测试项目1：身体部位认知、方位认知

音乐活动：（1）治疗师唱《头和肩膀膝盖脚》，手拿一张图片，唱到的身体部位让患儿去将图片填充完整。

（2）治疗师演唱身体部位名称的歌曲，要求患儿指出不同的身体部位名称。

（3）《手指歌》《我有一双小小手》（见第七章第七节）。

测试项目2：对数字、颜色、形状的认知

音乐活动：（1）治疗师唱着提问不同形状的乐器，要求患儿指认。

（2）治疗师唱歌，出示图片，要求患儿找出歌曲中提到的颜色。

（3）治疗师演唱数字的歌曲要求患儿数数，演唱歌曲《让我们看看屋子里有多少人》，也可以将歌词改成"屋子里有多少张椅子"等。

表5-1：
《基本概念认识评估表》

○ 对颜色的认知	A	B	C	D
○ 对形状的认知	A	B	C	D
○ 对数字的认知	A	B	C	D
○ 对身体部位的认识	A	B	C	D

注：A. 能认识基本色、形状、数字以及身体部位（头、手、肩膀、胸、膝盖、脚、胳膊、脸部各器官）。

　　B. 对以上内容80%认知。

　　C. 对以上内容50%认知。

　　D. 对以上内容基本没有认识。

分析原因：_____

（二）记忆能力评估

测试项目1：听序能力和记忆力

音乐活动：（1）治疗师唱《头和肩膀膝盖脚》，演唱几遍后，观察患儿对歌词和动作的记忆能力。

　　　　　（2）回忆乐器演奏顺序：治疗师用三个不同的鼓演奏后，打乱顺序，要求患儿将他们排序、演奏。

　　　　　（3）治疗师用乐器即兴一个故事，患儿记住乐器在演奏中的顺序。

表 5 – 2：

《记忆能力评估表》

○ 听序力：　　　A　　　B　　　C　　　D

○ 记忆能力：　　A　　　B　　　C　　　D

注：A. 听辨与记忆准确无误。

　　B. 大部分正确，有微小错误。

　　C. 听辨与记忆正确率低于一半。

　　D. 无法听辨不同变化，没有记忆。

（三）听辨力评估

测试项目1：音高听辨

音乐活动：（1）治疗师演奏乐器，弹奏出不同的音高，孩子用手势高低表示出区别。

(2) 治疗师弹奏不同音高,患儿跟唱。

测试项目2:速度变化听辨

音乐活动:(1) 治疗师演唱的同时敲击小鼓,患儿跟着拍手或是拍肩,根据治疗师的敲击速度做出调整,治疗师变换速度,忽快忽慢的敲击。

(2) 歌曲《如果你喜欢》,变换不同速度演奏和演唱。

测试项目3:音色听辨

音乐活动:(1) 治疗师先让患儿识别不同乐器的音色,再让他们低头或是闭眼听声音,猜是何种乐器的声音。

(2) 患儿低头或闭眼,治疗师演奏乐器,让他把听到的声音找出来(治疗师敲一下钟琴或摇晃沙球)。

测试项目4:音量听辨

音乐活动:(1) 治疗师在钢琴上演奏,患儿跟着节拍行走,治疗师演奏时做出大声/小声的变化,患儿用肢体表现音量的大小。

测试项目5:声音方向听辨

音乐活动:(1) 治疗师在房间的各个方位敲奏乐器,患儿低头或闭眼,将声音来源方向指出。

(2) 治疗师在治疗室各个方向哼唱,患儿低头或闭眼,指出声音来源方向。

表5-3:

《听辨能力评估表》

听辨能力:

○ 听辨不同音色　　　A　　　B　　　C　　　D
○ 听辨不同的速度　　A　　　B　　　C　　　D

○ 听辨音量变化　　　A　　B　　C　　D
○ 听辨音源方向　　　A　　B　　C　　D
○ 听辨不同音高　　　A　　B　　C　　D

注：

  A. 听辨准确无误。

  B. 大部分正确，有微小错误。

  C. 听辨正确率低于50%。

  D. 无法听辨不同变化。

分析原因：_____

_____

（四）视觉能力评估

测试项目1：观察能力

音乐活动：（1）治疗师将乐器摆在不同的位置演奏，观察患儿目光能否跟随。

  （2）治疗师敲奏木琴上不同音高，患儿仿敲。

  （3）患儿能否把乐器放在相应的乐器盒子里。

  （4）患儿能否根据乐器特征排列。

  （5）将三个手鼓摆放在上下左右前后不同位置的三度空间，音乐治疗师一次分别敲不同空间位置的三个手鼓，示意患儿仿敲，共三次，均需起源不同的空间位置，也可用架子鼓代替。

测试项目2：眼手配合能力

音乐活动：（1）治疗师出示图形谱，观察患儿能否跟随演奏乐器。

  （2）治疗师出示简单乐谱，患儿看谱演奏乐器（主要是打击乐器）。

表 5 – 4：
《视觉能力评估表》
1. 观察能力：○ 仿敲准确无误_____
　　　　　　○ 大部分正确，有微小错误_____
　　　　　　○ 仿敲正确率低于一半_____
　　　　　　○ 与治疗师的演奏相差甚远_____
　　　　　　○ 无法模仿治疗师的演奏_____
2. 眼手配合能力：很好　　　好　　　一般　　　差
分析原因：_____
_____

表 5 – 5：
《认知能力总体评估表》
○ 基本概念认识：　　　很好　　　好　　　一般　　　差
○ 记忆力：　　　　　　很好　　　好　　　一般　　　差
○ 听辨力：　　　　　　很好　　　好　　　一般　　　差
○ 视觉能力：　　　　　很好　　　好　　　一般　　　差
○ 总体认知发展：　　　很好　　　好　　　一般　　　差
分析原因：_____
_____

五、音乐能力评估

（一）节奏能力评估

测试项目 1：对节奏感知能力

音乐活动：（1）治疗师敲打节奏型，要求患儿模仿，做回声。
　　　　　（2）治疗师唱歌，在休止处让患儿敲打节奏型。例：《木瓜恰恰恰》。
　　　　　（3）治疗师在演奏或演唱时转变节奏型，观察患儿是否能跟随。

(4) 治疗师敲击四拍的节奏，变化不同的重音落在不同节拍上，治疗师演奏一遍，患儿模仿一遍。

测试项目2：节奏稳定性

音乐活动：(1) 治疗师演奏吉他或钢琴，患儿在身体或是鼓上拍击。

(2) 治疗师播放律动较为稳定的音乐，患儿跟着音乐拍手或行进。

表6-1：

《节奏能力评估表》

○ 个案的律动速度准确无误＿＿＿＿＿＿＿＿
○ 大部分正确，有微小错误＿＿＿＿＿＿＿＿
○ 拍击经常不在律动上，不稳定＿＿＿＿＿＿
○无法跟随拍击，没有任何的节奏感＿＿＿＿＿
分析原因：＿＿＿＿＿＿＿＿＿＿＿＿＿＿＿＿
＿＿＿＿＿＿＿＿＿＿＿＿＿＿＿＿＿＿＿＿＿

(二) 旋律模唱与记忆评估

测试项目1：音高感

音乐活动：(1) 治疗师在键盘上演奏单音音高，患儿跟随演唱。

(2) 治疗师改变旋律的音高和调性，患儿跟随演唱。

测试项目2：记忆能力

音乐活动：(1) 治疗师演奏或演唱一段旋律（4拍到8拍），患儿模唱。

表6-2：

《旋律模唱与记忆评估表》

○ 演唱：　　　完整的片段　　　中断　　　没有声音

○ 调性感： 　　有调　　　　　部分在调上　跑调
分析原因：_____
_____

(三) 音乐即兴能力评估
音乐活动：(1) 治疗师鼓励患儿用不同的声音即兴。
　　　　　(2) 治疗师与患儿一起即兴演奏打击乐器，治疗师演奏固定问句，患儿自由演奏答句。
　　　　　(3) 演唱《如果你喜欢》，患儿在休止处即兴编配。

表6-3：
　　　　《音乐即兴能力评估表》
○ 能即兴表现自己的音乐思想，反应迅速_____
○ 有一些即兴能力_____
○ 没有任何即兴表现_____
分析原因：_____
_____

(四) 兴趣/爱好评估
音乐活动：(1) 治疗师演奏或播放不同风格类型的音乐，观察患儿喜欢哪种类型音乐。
　　　　　(2) 治疗师观察患儿喜欢何种乐器或是擅长哪种乐器，能否演奏乐曲片段等。

表6-4：
　　　　《音乐能力总体评估表》

○节奏稳定性：	很好	好	一般	差
○节奏感知力：	很好	好	一般	差
○音高感：	很好	好	一般	差
○旋律记忆：	很好	好	一般	差
○即兴能力：	很好	好	一般	差

○对音乐的反应： 　积极参与　　在引导下参与　　无反应
○喜欢音乐风格及形式_____
分析原因：_____
_____

第三节　评估表格样例

当以上信息都获得后，治疗师可以根据患儿的情况将下列表格应用在治疗中。如若不进行小组治疗，则不用填写《小组行为评估》和《小组总体评估》表格，但无论个体还是小组治疗，都需要填写《整体障碍印象》《建议治疗项目》和《长期目标、短期目标》表格。

治疗师制定长期、短期目标后，需要填写《第一阶段音乐活动及目标》表格，将目标与治疗活动详细列出。并根据需要达到的目标和患者的症状参考《观察行为项目》《个体行为频率及持续时间》《单项行为团体治疗记录表》《个人多项行为观察记录表》的制表方式，制定出治疗中自己需要的表格样式，最后在每次治疗前和治疗后填写《音乐治疗计划单》。

《小组行为评估》见附录1—表7-1

《小组行为总体评估》见附录1—表7-2

《整体障碍印象》见附录1—表7-3

《建议治疗项目》见附录1—表7-4

《长期目标、短期目标》见附录1—表8-1

《第一阶段音乐活动及目标》见附录1—表8-2

《观察行为项目》见附录1—表8-3

《个体行为频率及持续时间》见附录1—表8-4

《单项行为团体治疗记录表》见附录1—表8-5

《个人多项行为观察记录表》见附录1—表8-6

《音乐治疗计划单》见附录1—表8-7

参考文献

1. 张乃文:《儿童音乐治疗》,第105、第106页,(台北)心理出版社,2007年。

2. Bruscia, K. 1993. Client assessment in Music therapy. January 1993 Draft (c) Barcelona Publishers.

3. Cole, K. M. (2001). Music therapy assessment for children with developmental disabilities. Unpublished master's thesis, Michigan State University, East Lansing, Michigan.

4. Isenberg-Grzeda, C. (1988). Music therapy assessment: A reflection of professional identity. Journal of Music Therapy, 25 (3), 156-169.

第九章　个案描述

个案 1：依依

依依，9 岁，女孩，唐氏综合症，中度智障。妈妈形容依依平时胆子小，经常对一个或几个问题总是反复地问，平时比较喜欢做事、劳动，喜欢唱歌、跳舞。妈妈希望能提高依依对学习的兴趣，注意力时间有所增加。妈妈对音乐治疗并不了解，希望对孩子的智商有所帮助。

音乐治疗评估：

1. 动作能力评估结果

从动作能力评估结果来看，依依的上下肢都没有生理上的缺陷。但是精细动作和粗大动作完成得都不是很好。肢体协调感较差，没有方向感，肢体律动感一般，对简单的节奏有反应。

2. 交流能力评估结果

依依与我们的主动语言非常少，和妈妈有简单的交流，多为反复提问相同的问题。在治疗中，依依很少会有语言交流，即使问她，她也不回答，除了高兴的时候能唱歌，与治疗师和别的小组成员对话几乎没有。

3. 社会性行为评估结果

依依在小组中能一直安静地坐在位置上，没有老师的要求绝对不会主动离开座位。与别的小朋友交往没有主动意识，但是不拒绝别的小朋友和治疗师与她握手，对自己与他人的名字都有反应。在治疗中能完整地参与活动，但很少主动表现自己，大部分情况下都愿意跟随，不愿意表现自我。依依在小组中没有表现出焦虑不安或害怕，无明显的情绪障碍。

4. 认知能力评估结果

从音乐治疗评估结果看，依依的基本概念认知、视觉能力、听辨力、记忆力都偏差，总体认知发展差。这和依依的智力发展迟滞有很大关系。

5. 音乐能力评估结果

依依很喜欢音乐，听到好听的音乐会手舞足蹈，能跟着律动做动作、打拍子。但依依对于细微的节奏型变化并不敏锐，节奏模仿只能做两拍以内，比较固执单一节奏型，不管我节奏型如何变化，依依总是反复敲同一个节奏型。依依也喜欢唱歌，但与她的心情有很大关系，当她愿意唱的时候，依依会很大声地演唱，声音洪亮，能唱准简单的音。

总结：

对依依的总体障碍印象：主要集中在认知障碍、动作障碍、语言障碍三个方面（附录1—表7-3）。

对其建议治疗项目：动作训练；语言训练；社会性行为中的自信训练和交往礼仪训练、自我表达训练、注意力集中训练；基本概念认识训练。

治疗师印象：

依依在小组中虽然能参与活动，但是注意力也是经常会分散。在活动中缺乏想象力和创造力，思维并不活跃。

总体来看，孩子基本上能听指令，也没有情绪障碍，并且积极参与活动，但是在反应方面稍微欠缺，可以多训练其节奏感和即兴方面能力，加强想象力和创造能力以及注意力集中的能力。肢体协调能力还需要加强，通过律动训练，增强其协调能力。依依的语言较为呆板，治疗中可以通过歌唱来多引导交流性语言。

一、长期目标

G 1. 提高语言表达的能力。

G 2. 提高运动技巧、肢体协调能力。
G 3. 增加想象力和创造力。
G 4. 提高认知能力。
G 5. 提高社会性行为能力。
G 6. 提高音乐能力。
注：长期目标用 G 表示。

二、短期目标（第 1 次至第 10 次治疗）
○ 1 在第 10 次治疗之前，治疗师唱问"名字"时，依依有应答（G1）。
○ 2 在第 10 次治疗之前，依依分清左右方向（G2）。
○ 3 在第 10 次治疗之前，依依能在 1 次治疗中有 1 次以上的想象力表现（G3）。
○ 4 在第 10 次治疗之前，依依对自己的身体部位有了基本认识（G4）。
○ 5 在第 10 次治疗之前，依依能在 1 次治疗中单独表演 1 次（G5）。
○ 6 在第 10 次治疗之前，依依能在 40 分钟治疗中，集中注意力时间达到 20 分钟（G5）。
○ 7 在第 10 次治疗之前，依依在 1 次治疗中，能模仿节奏型，并能区分四分音符与八分音符（G6）。
注：短期目标用○表示。

三、音乐治疗活动
(1) 《名字歌》《你好歌》（○1）。演唱《你好歌》的同时，与其他人握手；演唱《名字歌》时，与他人一问一答。
(2) 节奏模仿和即兴（○7；○6）。
(3) 《分清左右歌》（○2；○6），边唱边跟随治疗师向左向右做不同的动作。

(4)《头和肩膀膝盖脚》(○2；○4；○6),边唱边指认身体的不同部位。

(5)《我喜欢》(○3；○5；○6),想象自己喜欢的事物,并创造自己喜欢的动作。

(6)听鼓声走和停(○6)。

(7)《再见歌》(○1),演唱歌曲,并与别人告别。

四、行为观察表

采用《个人多项行为观察记录表》(见附录1—表8-6)

姓名:依 依　　　　治疗师:_____

日期＼行为							
注意力集中(分钟)							
自信心表现(次)							
交流反应(次)							
肢体协调(正确率%)							
创造力(次)							
节奏模仿(拍)							

五、治疗过程

在治疗中,依依的能力要弱于其他孩子,尤其体现在节奏模仿和创造能力上。但是,尽管依依可能听辨不出节奏的变化,或者没有什么创新,依依都很积极地参加每个活动。依依很喜欢音乐,在音乐中的依依总是快乐的。

以下是本人对依依在10次治疗中,根据治疗中应用的不同活动类型来描述依依的治疗过程。

1. 节奏模仿和即兴

在一项即兴演奏活动中，我要求依依演奏自己的节奏型，活动的目的是开发孩子的想象力和创造力。

治疗师（鼓）：× × × ×

学生（鼓）：×× ×× ×× ×（或其他）

在这个活动中，治疗师始终重复相同的节奏型，而学生可以自由的即兴四拍。开始时，在我和依依的节奏游戏中，依依很少有创造性。如果我演奏得很简单，依依模仿我，如果我的节奏型稍加复杂，依依就会敲出一个自己的节奏型，如 ×× × ×× ×，这是依依最喜欢的节奏模型，她基本上不尝试变化，如果我要求她演奏一个不一样的节奏型，她会很纳闷地看着我，可能孩子觉得已经是不一样的节奏了。

在另一个节奏模仿的活动中，我敲出一个节奏型，让孩子们跟着我敲奏一模一样的节奏型，一般为四拍。

治疗师（鼓）：×××× ×× ×× ×

学生（鼓）：×××× ×× ×× ×

在节奏模仿中，依依经常只能敲奏一两个变化的节奏型，即使我再变化，要求她模仿我的节奏型，她都固守着在自己的一两个节奏型里，似乎感觉不到我所演奏节奏型的变化。这个活动持续了 10 次左右，依依都没有太多的进展。中间只出现了 1 次，依依的节奏模仿正确率达到 60% 左右，在那一次治疗中，依依的情绪非常好，积极活跃，正确率明显高于以往的表现。但是之后的几次治疗中，孩子又没有太多的进展。

2. 肢体律动

依依大部分时间都喜欢静坐，但在有趣的律动活动中，依依也能跟随。虽然做得不够好，如节奏点不准确等，但是很积极的参与。依依在肢体律动中最明显的进步是对身体的控制。在一个听鼓声走和跑的活动中，依依开始时对听鼓声走与停不太理解，不能分辨走和停的关系，无论鼓声停止还是演奏，依依都不停地在行走，走的时候律动与鼓声并不一致，或快或慢。后来经过六次至七次的治疗，她已经有了很正确的反应，对敲鼓的律动和音乐中突然停顿的方式都很明确了，依依在反应能力方面的进步是较为明显的。

依依也很喜欢《分清左右歌》和《头和肩膀膝盖脚》的活动。在治疗师的带领下，依依都能跟着做动作，但一旦让依依自己来表现，依依就不敢做动作。每次做《分清左右歌》活动之前，我都会带孩子们先做左边和右边的反应游戏，依依开始经常出错，到后期逐渐地能分清楚左边和右边。而《头和肩膀膝盖脚》的活动也是如此，依依也能指认自己身体的一些基本部位，如头、肩膀、脚、眼、鼻，每次我都会变换一些方式带领孩子做游戏，孩子很喜欢，并在做活动的时候大声演唱。

3. 动作、语言即兴

在这项训练中，我和孩子们做了多次的《我喜欢》的活动，加上节奏声势，孩子们有节奏地将自己喜欢的东西大声表达出来。依依在小组中很少会有主动语言，所以当我问她喜欢什么时，依依很少表达。一问到她的时候就低头不语，但她很关注别的小朋友说什么，一旦别人开始说，依依会马上抬起头，并积极地做声势节奏。当每个小朋友都说完，轮到依依时，大家都会看着依依，依依开始的时候不说，我就轻轻提示依依，或者继续下一个小朋友。大概三次治疗后，有一次依依忽然开始说了，"我喜欢吃饭"，我们都非常高兴，大家一起重复依依的话，依依很开心地笑了。在之后的治疗中，依依说了更多的喜欢的东西，喜欢的水果、蔬菜、动物等。有一次依依想了半天，忽然说："我喜欢王老师"，看着孩子单纯的眼神，我也顿觉欣慰极了。

4. 歌曲演唱

在我的治疗中，每次都会以歌曲演唱作为治疗开始。从演唱

《你好歌》《名字歌》，中间穿插活动需要的歌曲，到最后再见时，与孩子们演唱《再见歌》。这些歌曲变换得不多，基本都是重复使用，但会根据孩子的年龄进行一些调整。孩子们也很明确地知道，演唱《你好歌》意味着开始上课，《再见歌》代表下课了。每次我给依依唱《你好歌》与《名字歌》时，依依都很沉默，拒绝开口，只是听我和别的小朋友演唱。偶尔会在唱到她的名字时，轻声地回答"哎"，或轻轻点头。开始的时候我以为依依不爱开口演唱，但在后来的治疗中发现，依依的状态是慢热型，依依的情绪在治疗过程中逐渐开始向外释放，一旦激发出来，依依会很积极的演唱。每次治疗结束时，演唱《再见歌》，依依的嗓音在小朋友中间显得洪亮无比。发现依依这个特点后，我在治疗中开始时并不着急让依依演唱，通过其他活动让依依逐渐进入状态后，对依依逐渐增加演唱的要求，包括语言应答。依依也逐渐地配合我的指令，开始演唱歌曲，通过歌曲演唱逐渐有了交流意识。

依依很安静，在小组中不太敢于表现自己，治疗中我对她加强了自信心的训练。10 次治疗后，依依在治疗环境中的表现力大大增加，她有时候会突然特别大声的开始歌唱，变得很兴奋，演奏乐器时，会忽然拿起槌子来敲奏我的鼓，脸上开始出现坏坏的表情。

依依患有唐氏综合症，智商也较低，所以各方面功能的提高也较为困难。她基本坚持每周来治疗，依依的进步虽然较别的小朋友缓慢，但是却悄悄地在一点点发生变化。在治疗中，因为依依的性格很温和，别的小朋友都很喜欢依依，依依在这里也享受着集体的温暖和快乐。

个案 2：小贝

小贝来到治疗室时，才 3 岁半，经北医六院诊断属于轻度自闭症。小贝的智商远远高于同龄孩子，曾经测试 IQ 是 130。妈妈送小贝到我们这里来治疗主要想解决小贝的人际交往障碍问题，小贝几乎不与同龄人交往，大部分时间是自己独自玩耍。

我在前几次治疗中和小贝做了一些音乐活动，对他进行了音乐治疗评估：

1. 音乐能力评估结果

小贝来做治疗之前没有学习过任何乐器，但特别喜欢音乐，并富有创造力。小贝第一次来治疗室时就在钢琴上爱不释手地弹奏，虽然都是单音，但小贝显然很有想法，第一次接触钢琴就自己自编自创了一首歌曲。小贝的身体协调性、听力各方面都很正常，甚至好于同龄的孩子。他对音乐非常敏感，节奏感和音色听辨能力都不错，除了偶尔唱歌时会跑调，这可能和年龄太小有一定关系。但如果你唱得不准，小贝马上能听辨出来，他会看你一眼，如果还继续不准的唱下去，小贝会立刻制止你，明确表示他无法容忍这样的音乐。但有时候小贝也会很调皮，他会故意唱得怪腔怪调，或者探索各种演唱的方式，自得其乐。

2. 交流能力评估结果

小贝的语言表达很清晰，但有轻微强迫的倾向。有时候会一节课中反复纠结一个问题问你，即使回答了，隔几分钟他又会问相同的问题。在语言交往上，小贝的主动语言比较多，比如他会提一些要求，要求演奏哪种乐器，要求凳子的摆放位置等。但是如果你对他提出一些要求或问题，小贝几乎像是没有听见一样，和治疗师没有语言应答，不作回应。

3. 社会性行为评估结果

小贝一般情况下不爱理睬人，当你要与他有目光接触时，小贝会躲闪。但是一旦有喜欢和感兴趣的事情，小贝会马上变得积极主动，并且迅速的接受和掌握，这时候目光交流偶尔也会有。不过小贝大部分情况下几乎无视他人的存在，即使当时治疗室里有两位治疗师和别的小朋友，但小贝表现得好像只有自己一个人一样，不主动看别人，也不在乎别人的反应。他进了治疗室后眼睛里只盯着各种各样的乐器，尝试着各种乐器的演奏，除非你发出了吸引他注意力的声音，他偶尔会看你一眼，否则在他面前，你就好像空气一样不存在。

小贝的情绪应该说很不稳定，尤其在刚到治疗室的时候，有时候是兴高采烈的来上课，有时候又抱着妈妈大声地哭，不愿意上课，在前几次治疗中表现出情绪的上下波动很大。小贝虽然很聪明，但是耐心却不够，在演奏中一旦出错，就会生气，有时候甚至大发脾气，不愿意再弹奏，并大声嚷嚷要找妈妈。

小贝有一些轻微的刻板，有时候会盯住一些字母反复看或念，有时候会反复问同样问题，但并不是真的要你回答他。

4. 认知能力评估结果

小贝的智商远远高于普通孩子，虽然只有3岁半，但对基本概念认知不存在问题。

5. 动作能力评估结果

小贝的精细动作、粗大动作、协调性以及身体的律动感觉都不错，肢体发展正常。

总结：

对小贝的总体障碍印象主要集中在情绪障碍、语言交流障碍和交往障碍三个方面（附录1—表7-3）。

对其建议治疗项目：语言交流训练；社会性行为中的目光交流训练和参与合作训练、情绪控制训练、减少刻板行为训练。

长期目标：

G1. 提高社会性行为能力。

G2. 提高语言交流能力。

G3. 提高目光交流能力。

G4. 提高情绪控制能力。

G 5. 消除刻板行为。

G 6. 提高音乐能力。

第一阶段治疗

一、短期目标（第 1 次至第 4 次治疗）

○1 在此阶段治疗中，小贝的哭闹行为次数在 3 次以下（G4）。

○2 在此阶段治疗中，小贝能有 2 次与治疗师的目光交流（每次在 3 秒钟以上）（G3）。

○3 在此阶段治疗中，小贝与治疗师一起演奏或演唱 1 次，达到 3 分钟以上（G1）。

○4 在此阶段治疗中，小贝对治疗师的问话有 1 次应答（G2）。

○5 在此阶段治疗中，小贝听从治疗师的指令达 2 次以上（G1）。

○6 在此阶段治疗中，小贝的刻板行为减少到 3 次以下（G5）。

二、音乐治疗活动

（1）钢琴即兴弹奏、弹唱（○3、○5）。

（2）其他打击乐器演奏（○3、○5）。

（3）《你好歌》《名字歌》《问候歌》《再见歌》（○2、○4、○5）。

（短期目标○1 和○6 贯穿整个治疗活动）

三、行为观察表

《个体行为频率及持续时间》

姓名： 小贝　　观察行为项目： 哭闹行为

	1次	2次	3次	4次	5次	6次	7次	8次	9次	10次
第一次治疗										

姓名：__小贝__　　观察行为项目：__刻板行为__

	1次	2次	3次	4次	5次	6次	7次	8次	9次	10次
第一次治疗										

姓名：__小贝__　　观察行为项目：__合作行为__

	1次	2次	3次	4次	5次	6次	7次	8次	9次	10次
第一次治疗										

个人多项行为观察记录表

姓名：__小贝__　治疗师：_____

日期＼行为	记录方式					
语言应答	（次）					
听从指令	（次）					
目光交流	（次）					

四、治疗过程

第1次治疗

在前几次治疗中，主要的目的是与小贝建立良好的治疗关系。在治疗过程中治疗师以观察、引导为主。治疗师适当加入，但完全取决于孩子的接受程度。在开始时我一般用《你好歌》《名字歌》和小贝问好。

初到治疗室，小贝对《你好歌》并不反感，但是不会主动与我们问好，一般都是在妈妈的提示下，小贝才会勉强和我们说一句"你好。"接下来小贝马上走到钢琴边上，自己坐到钢琴凳上开始寻找《你好歌》的旋律。他自己先弹奏一遍，因为是单音，不是很好听，小贝会说："你再来弹一遍。"我用左右手配合弹奏了一遍给他听，小贝好像接受我的演奏。我紧接着和他说："小贝，老师弹左手的旋律，你弹右手。"我只是对他进行一次小小的试探，没想到小贝同意了。我们俩在钢琴上配合演奏了《你好歌》，小贝在演奏时注意力很集中，即使弹错音了，也没有发脾气。但是，刚演奏完这首曲子，小贝马上就把我的手推开了，自己开始在钢琴上"创作"，寻找各种音的组合。我在旁边静静地看着他，当他完成一首时，我给他鼓掌喝彩，往往这时候，小贝都会看我一眼，他似乎已经开始关注我的存在。

第2次治疗

小贝来治疗室的情绪不错，今天主动与我们一起唱《你好歌》，并在钢琴上与我一起配合弹奏。我给他唱《名字歌》他还是没有反应，语言上不进行应答。但是他开始在钢琴上找《名字歌》的旋律，并要求我演奏一遍，我边唱边给他弹奏了一遍，当我唱着问他名字时，他还是拒绝回答。我也并不强迫他，在应答部分替他演唱了。我接下来对小贝说："小贝，我问你的名字，你用钢琴来回答好吗？"小贝点点头答应了，每次到了"我叫××"的时候，小贝就在钢琴上把旋律弹奏出来，虽然不太连贯，但是小贝很努力，我很高兴，赶紧鼓励小贝，因为他已经开始用乐器和我进行交流了。接下来，我在钢片琴上也演奏了《你好歌》的旋律，小贝也与我进行了很好的配合。

第3、第4次治疗

小贝现在不只在钢琴上弹奏了《你好歌》和《名字歌》，同时还弹奏一些自己会演唱的儿歌，我坐在他身边适当给他一些提示，他并没有拒绝，已经开始接受我的一些指令。有时候小贝会对我说："你弹给我听。"我给他弹了一些歌曲，并问他："你喜欢听吗？"小贝摇摇头或点点头，听到好听的歌曲还会要求我

"再弹一遍"。

在这几次治疗中,小贝与我的关系慢慢在拉近,虽然他还是不愿意说"你好",不愿意叫老师,但是他已经开始接受并意识到我的存在,尤其在钢琴弹奏时,小贝会在我的指导下进行和弦的搭配,并与我一起演奏,这对于他来说是非常难能可贵的。因为小贝的妈妈说他从来不与人一起玩耍,包括家里人,都是独自一个人玩,如果别人想加入,小贝都会拒绝。应该说,在这几次治疗中治疗目标还是达到了,小贝的情绪比较稳定,即使演奏不好,也没有发脾气。我也决定在下一步的治疗中增加更多的互动内容,增加对他指令的次数。

第二阶段治疗

一、短期目标(第5次至第8次治疗)

○1 在此阶段治疗中,小贝的哭闹行为次数在1次以下(G4)。

○2 在此阶段治疗中,小贝能有3次以上与治疗师的目光交流(每次在3秒钟以上)(G3)。

○3 在此阶段治疗中,小贝与治疗师一起演奏或演唱3次,每次达到2分钟以上(G1)。

○4 在此阶段治疗中,小贝对治疗师的问话有3次应答(G2)。

○5 在此阶段治疗中,小贝听从治疗师的指令在5次以上(G1)。

○6 在此阶段治疗中,小贝的刻板行为减少至1次以下(G5)。

二、音乐治疗活动

(1) 钢琴即兴弹奏、弹唱(○3、○5)。

(2) 其他打击乐器演奏(○3、○5)。

(3)《你好歌》《名字歌》《问候歌》《再见歌》(○2、

○4、○5)。
(4)《找东西》的游戏(○5、○2)。
(5)《哆来咪》(○3)。
(6)《洋娃娃和小熊跳舞》(○5、○2)。
(短期目标○1和○6贯穿整个治疗活动)
三、行为观察量表同第一阶段治疗表格
四、治疗过程
第5次治疗
通过前几次治疗,我对小贝的脾气性格、爱好都有了一些了解。小贝很喜欢律动感比较强的歌曲,如《哆来咪》、《洋娃娃和小熊跳舞》等。我每次会以这几首歌曲作为开始,把小贝的积极性调动起来,再增加别的活动。

在这个阶段的治疗中,我在原有音乐活动的基础上,变换了不同的游戏方式,同时也增加了对他发出指令和语言交流的次数。比如《敲大鼓》的时候,我不仅仅要求小贝敲鼓,而且让他轻敲、重敲或是改换别的乐器敲打,小贝基本上都能跟着做。

第6次治疗
今天小贝一进治疗室就主动说"老师好",并自动将鞋子脱掉,与我有目光对视。在我弹奏《你好歌》时,我要求他与其他人握手,他也遵照指令。他先翻开乐谱弹奏了《箫》,弹完后,自己给自己鼓掌,很满意自己的演奏。我要求他弹琴,我唱歌,他也遵守。但是弹到有一句旋律,没有连贯下来,小贝不愿意再弹了,要求我来演奏,他唱歌,我看出来他害怕弹不好,没有说什么,配合他。我开始教他唱歌,小贝几乎每句都学唱,很认真,持续了将近20分钟。这时翻到有字母出现的页数,(以前小贝就看到过,每次都要问是什么)小贝这次也不例外,反复地问和看,我跟他说"没什么可看的",等下次翻到同样的字母时,小贝又问了一遍,没有等我回答,他自己重复了我说的话:"没有什么可看的。"停留了不到1分钟就翻过去了,刻板行为自己有所克制。当我弹完后,小贝连连说:"老师弹错了"(其实我并没有弹错),可能是小贝之前自己弹错了,希望老师和他一样。

小贝现在已经逐渐进入了上课的状态,听从指令和配合能力都有所提高,但有时候会突然找妈妈,情绪激动,我会抱他出去看一眼妈妈,告诉他妈妈一会儿进来,小贝也不再执拗要求。但小贝今天的情绪一直不是很稳定,除了在钢琴上比较配合弹奏外,小贝有3次躲到沙发的背后,不愿意出来,反复念沙发上的字母。

第7、第8次治疗

在这两次治疗中,每次治疗开始时小贝都与我一起配合了多首歌曲的弹唱。演唱中翻到有字母和一串数字的一页时,小贝会看一眼,没有念出数字,也没有提问,很快地将它翻了过去。我教了小贝在唱歌时做动作,小贝能看着我认真的学习,并自创了另一套动作,同时要求我给他伴奏。我给他新增了一个游戏《找东西》,小贝表现出了浓厚的兴趣。在一次治疗中,他不肯入座,我故意说:"叫妈妈一起来上课",小贝却坏笑着说:"我今天要独立上课"(以前从未肯离开妈妈,每次都是百般劝说下才自己上课)。这两次治疗小贝的总体情绪很好,没有烦躁。刻板行为还会有,去看电视机和篮球上的字母,但我们只要一抱开他,便马上转移注意力,不再坚持。

据妈妈反映,小贝最近在家比较爱激动,这一个月突然怕看广告,一看到电视播放广告就躲得远远的,但看电视连续剧没有问题,这是以前从未有过的症状。现在小贝的目光对视已基本正常,不再躲闪目光。

总结:在此阶段小贝的治疗目标完成得比较顺利,已经基本能听从治疗师的指令,与治疗师进行良好的配合。目光对视也已趋于正常,不再躲闪,刻板行为有所减少。此阶段只是语言应答方面没有太明显的进步，情绪有时候还会有反复，和小贝当天的心情也有很大关系，但现在即使心情低落也不会在治疗室大声吵闹。

第三阶段治疗

一、短期目标（第9次至第15次治疗）

○1 在此阶段治疗中，小贝没有哭闹行为（G4）。

○2 在此阶段治疗中，小贝能与治疗师有正常目光交流（每次在3秒钟以上）（G3）。

○3 在此阶段，小贝在治疗中对治疗师的问话都有应答（G2）。

○4 在此阶段，小贝在治疗中都能听从治疗师的指令（G1）。

○5 在此阶段，小贝能在钢琴上演奏简单的歌曲（G6）。

○6 在此阶段，小贝在治疗中没有刻板行为（G5）。

二、音乐治疗活动

（1）钢琴即兴弹奏、弹唱（○3、○4、○5）。

（2）其他打击乐器演奏（○4、○5）。

（3）《你好歌》《名字歌》《问候歌》《再见歌》演唱并乐器合奏（○2、○3、○4）。

（4）《洋娃娃和小熊跳舞》（○4、○2）。

（5）歌谣《大蒜》（○3、○4）。

（6）音乐游戏《找东西》（○2、○3、○4）。

（短期目标○1和○6贯穿整个治疗活动）

三、行为观察量表同第一阶段治疗使用表格

四、治疗过程

在此阶段中主要增加了对小贝的集体活动，减少了在钢琴上弹唱的时间。即使小贝在钢琴上演奏，我们也增加了很多乐器伴奏，不仅仅是我单独对他发出指令。后期的治疗我根据不同活动内容对小贝的行为进行描述。

1. 乐器合奏

小贝现在已经能很流畅地弹奏《你好歌》，在这个阶段的治疗中，我安排了别的治疗师和他的妈妈一起为他伴奏。

例：

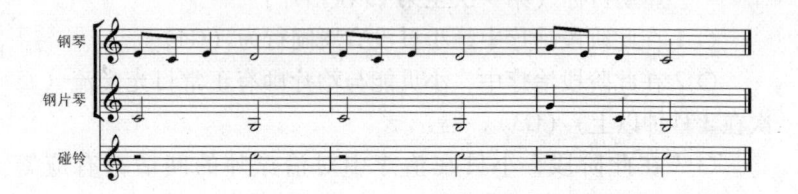

钢琴
钢片琴
碰铃

不同乐器的搭配，让小贝意识到有别人的演奏，我也会要求大家轮换演奏不同的声部，如让钢琴和钢片琴互换演奏不同的旋律，或者大家轮换不同的乐器演奏，让小贝演奏钢片琴，妈妈敲三角铁。在集体的演出中，小贝没有排斥，甚至表现出很喜欢，他会去尝试演奏不同声部，有时候甚至会改变一下旋律。从小贝最熟悉的《你好歌》开始，我在其他歌曲演奏时也采用了相同的模式，小贝都能参与进来。

2. 歌谣

为了增加小贝的语言应答，我在治疗中也运用了很多歌谣，有一些是自己创作的，也有一些是对原创进行改编的，还有一些是在奥尔夫学习班上学到的歌谣。主要的目的是为了与小贝进行交流，提高他的语言应答。其实小贝的语言能力还可以，只是在交流方面应用得很少。一般在说歌谣前，我都会让小贝猜个简单的谜语，引起他的兴趣，小贝大多数情况下都能猜出来。小贝的兴趣点很容易转移，所以我在与小贝说歌谣时采用了不同的方式：

如《大蒜》

兄弟 七八 个， 围着 柱子 坐， 大家 一分 手， 衣服 就扯 破。
× × × ×　　× × × ×　　× × × ×　　× × × ×

方式1：采用让小贝填空的方式。
（师）兄弟七八个，（小贝）＿＿＿＿＿＿，
（师）大家一分手，（小贝）＿＿＿＿＿＿。
方式2：自编歌谣的旋律，我唱一句，让小贝跟唱一句。
方式3：用打击乐器代替或者穿插语言，一人一句的形式。
（鼓）　×× ×× ×（小铃）×× ×× ×
（语言）大家 一分 手，　　　衣服 就扯 破。
方式4：说歌谣时加上动作

不同的方式变换，让小贝很喜欢做歌谣游戏，并且不会觉得枯燥。他开始对我的问话有了意识，有时候我会突然唱着问他一个问题，他也会唱着回答我的问题。如"你今天高兴吗？小贝。"他会唱着回答说："我很高兴。"慢慢地，小贝的交流语言在增加，对我们的问话逐渐有了反应。

对小孩子在教授歌谣时，一定要多多的变换各种形式，不要拘泥一种形式，小孩子的注意力很容易转移，如果没有变化，过于单一，他很快会失去兴趣。所以，治疗师有时候要根据孩子当时的反应即兴创造，不能过于拘泥形式。

3. 音乐游戏与舞蹈律动

小贝很喜欢玩《找东西》的游戏，听着声音的渐强和渐弱寻找所藏的东西，小贝每次找到都很兴奋，但有时候小贝故意会找不到，绕着圈跑，边跑边笑着说："找什么呀？找什么呀？"故意延长找东西的时间，最后终于找到了，很开心。妈妈也反映小贝最近在学校里积极参加做游戏，但是一旦不让他参加，小贝就要情绪发作。

小贝从开始不与人玩耍，到现在愿意积极参加游戏，应该说在交往意识上有了一个很大的飞跃。这时候小贝在集体中的交往问题也开始出现，如何学会忍让，学会等待，对他人的耐心等方面，小贝都需要慢慢去磨炼。

我在治疗中，也对小贝增加了一些要求，游戏轮换时的等待，每个人的次序，培养小贝在集体里的意识。

总结：

小贝经过15次的治疗，在治疗室中的表现已经基本达到预期目标。情绪控制能力、交往能力、参与合作能力、语言应答能力都有了明显的进步，刻板行为在后期也逐渐消除。在我接触的孤独症儿童中，高智商的孩子为少数，大部分的孩子都伴有不同程度的智力障碍。小贝的高智商同样也表现在了音乐能力上，到后期的时候，小贝已经开始学会在钢琴上变换不同的调性来弹奏熟悉的歌曲。小贝的创造能力也在音乐上体现，他对音乐有完整的构思，自己作曲，虽然很简单，但都有完整的结束。小贝对音乐的选择也有着自己很强的主意，不喜欢的时候会说："太难听了。"对待这类孩子在使用音乐时也是煞费苦心，为了能引起孩子的兴趣，尽可能把音乐做得完美。

小贝在治疗室中的目标已经基本达到，但是小贝还需要与同龄人更多的交往，在真实生活中学习到社会的技巧。音乐治疗只是帮小贝打开了一扇门，小贝的路还很长，要学习东西的还有许多许多。因为小贝很喜欢音乐，我也给家长建议小贝可以长期学习一件喜欢的乐器，另外，在社会上有很多音乐启蒙班，在音乐环境中小贝可以与更多的同龄小朋友游戏。

第十章　作为音乐治疗师

第一节　治疗师的品格

记得报考音乐治疗专业时，在面试中老师们曾经提出了对音乐治疗师人格的要求，作为合格的音乐治疗师需要具备三心：耐心、爱心、同情心，当时没有太多的思索便回答自己可以做到。而在此后多年和各式各样的患者接触过程中，才真正体验到这三心在治疗中的重要性。以我个人经验，实际上做到三心中的一点即可：爱心！有了爱心，面对患者时自然会有耐心。至于同情心，我认为很多人看到处在疾患或痛苦中的人时，都会产生怜悯和同情的心理。但我觉得在治疗中的同情心应与一般人理解的同情心不一样，如果一位治疗师面对患者时更多是同情心，可能治疗效果并不会好，甚至难以持续。我最初见到一些特殊障碍儿童时，我对他们有强烈的同情心，有怜悯，但是这并不意味着一定有爱心。我可以和他们做短暂的接触，但是我更多想要做的是逃避，不愿意再去面对。而爱心是不一样的，爱心是一种接受，对患者的接受，接受他们的一切，把他们当做平等的人对待，面对有疾患的他们时不是施舍，不觉得高人一等，不以自己权威对待，而是完全的放下自己，走进了患者。有了一个平等的心态，真正的交流才能开始，而治疗的魅力也才能展现。如若作为治疗师的我们对患者有同情心时，我们会觉得自己特殊、不一般，对患者是给予施舍、恩惠，这样的治疗关系是不平等的，他会以自我是权威，在治疗中更多的是控制与命令，而无法真正做到以人为本的原则。甚至当治疗持续一段时间效果如若不明显时，治疗师会有强烈的挫败感。另外，治疗师如若始终抱着同情心的态度，在治疗过程中，对患者的很多行为会放纵，面对他们的一些非正常行为无法进行真正意义的干预。但爱心中的接受、宽容，并不是放纵，而是真正意义的帮助他们。假设我们有同情心，看到一位患者在走廊里大嚷大叫，你会以同情的目光注视他，但是更多以他为非正常人对待。我们如若有了爱心，态度是不一样的，我们会理解他的行为，理解他的无法控制的痛苦，我们会走近他，帮助他。所以，我个人认为将三心中的同情心改为同理心更好，最主要是能理解患者，理解他们的症状，理解他们的痛苦。对于同情心与爱心之间这种微妙的差别，在我们与患者接触中，处于弱势的患者也能非常敏感的迅速察觉，他们会远离带有怜悯的同情目光，不愿意接受施舍，即使你是善意的。伟大的德瑞莎嬷嬷帮助了无数的病患与贫苦的人们，深受人们的爱戴，人们在接受她的帮助时感到幸福与宽慰，关键在于德瑞莎嬷嬷怀着一颗爱心，而非仅仅是同情心。

因此，我个人认为在治疗中治疗师更多应具备爱心而不是同情心，不一样的心境面对疾患时，治疗过程会变得不一样，患者对治疗师不是畏惧、听从，互相之间是一种融洽而平等的治疗关系，治疗师在帮助疾患的过程中同时也能体验到爱的喜悦，而不仅是辛劳和付出。

第二节　治疗师的心态

作为治疗师首先自己是一个心理健康的人。如果治疗师自己有严重心理创伤并且没有得到治愈，并不适合对他人进行音乐治疗，即使是儿童治疗也是如此。但是要认识到另外一点，治疗师也是一个普通人，他并不是圣人，有普通人的烦恼、忧愁和喜悦，他的心情也会有好与坏，有焦虑和兴奋。在治疗中，会遇到各种各样的情况，治疗师的心情也会随着治疗而变化，如何调整好自己最佳的心态，也是治疗师必修的一门功课。因为治疗师的心态以及情绪状态在很大程度上会影响治疗的效果，所以治疗师随时都要保持清醒的头脑，对治疗过程和结果进行理智的分析。在治疗中最容易引起治疗师情绪反应的是对治疗效果的评价。病患进行治疗前，治疗师往往要设定治疗的目标，有长期目标和短期目标，所有设定的音乐活动都是根据目标而来的。而在实施过程中，治疗师也会非常清楚患者的目标。为了保证治疗效果，治疗师会在目标的指导下对患儿进行音乐活动，但是，并不是每次治疗都能顺利进行，经常我们会在安排了音乐活动后，出现患儿并不配合的状况。比如你要求患儿跟你做活动，他没有任何反应，致使你的音乐活动无法进行下去，当然也就无法达到预期的目标了。如若是一次治疗还好，两次到三次治疗如果都出现这种情况，治疗师在每次评估后看到患者没有进步，有时候甚至是退步，没有经验的治疗师心情不免会开始变得很糟糕，焦虑情绪会带进治疗中来，而这种情绪自然会传递给患儿，导致治疗更没有效果。所以在一次至两次治疗没有出现好的情况时，治疗师需要好好的分析治疗过程。以免为了达到目标而对孩子进行强迫性行为，这样反而会破坏治疗师和孩子之间建立的良好关系。因此，当治疗效果不好的时候，治疗师要理智冷静地分析影响治疗的各方面因素，找到了原因，自然就会减少了焦虑的情绪，而不是一度的失落和沮丧。

在治疗中，治疗师经常需要等待，等待是一个漫长的过程，在这个过程中，孩子们会发脾气，会尖叫、哭泣、攻击，有时候行为还会倒退。治疗师在这个过程中，除了耐心还是耐心，而这份耐心依靠的是爱的支撑。只有对这些孩子充满着爱，理解他们的痛苦，治疗师在面对他们的各种反应时，才能有真正的耐心。这份耐心不是克制与压抑，而是完全的接受，接受孩子的行为。

第三节　治疗师的要求

一、灵活性

在治疗过程中，治疗师常会遇见这样那样的情况，有时候一些情况是可以预见的，而有时候一些情况则是无法预见的。尤其在活动设计中，实际操作的情况经常与事先设想的环节不同，治疗师在活动过程中需要灵活掌握。每次治疗，治疗师须多准备音乐活动，甚至有时候治疗中应用的并不是事先预备好的活动。当我们设计活动时，要考虑到活动的环节和实施的过程以及患者的反应。有经验的治疗师因为对患者症状的熟悉，会知道哪些活动患者会有反应，哪些活动患者没有反应，也能较熟悉不同症状的患者对相同活动的反应是不一样的。即使这样，因为每位患者的特殊性，有经验的治疗师有时候设计的活动也未必能获得良好的治疗效果。在罗宾斯（Robins）的即兴演奏音乐治疗方法中，这样的情况很少出现，因为治疗师完全是根据患者的反应来进行治疗，有相当强的灵活性，这样可以针对每一位特殊的患者。而奥尔夫音乐治疗中，很多活动是预先设计好的，奥尔夫也强调人本性，但在实施过程中与创造式音乐疗法有很大的不同。奥尔夫强调环节的设计，活动层层深入，但如若治疗师在治疗中过于拘泥环节设计的话，很多时候会达不到治疗效果。所以当我们在将活动付诸于实践过程中，没有显示任何治疗效果时，治疗师要改变方式，将其简化或是更换活动。例如治疗师设定的治疗目标是增加患者参与活动的时间，而在治疗师的治疗过程中，患者一直拒绝参与活动，可能治疗师需要思考是否患者对活动没有兴趣，有经验的治疗师会随时更换事先准备好的活动。尤其治疗师设计新的活动在实践中往往有冒险性，有时候会有好的效果，有时候结果却是相反。当治疗师在新的活动失败时，可以临时使用效果较好的旧有的活动，也能改变治疗的状况。总之，音乐活动的目的就是为了达到治疗目的，治疗师在无法达到治疗目的时肯定要变更活动。

而另一方面，如若患者的情绪一直处于不佳，无法配合治疗，治疗师可以先将目标暂时放弃，根据患者当时的情况进行一些即兴应变。如若治疗师在每次治疗前先了解一下患儿最近的状态，则对治疗效果更有帮助。有一次一名患儿进了治疗室就很伤心，眼睛红红的，快要哭出来似的，嘴里嘟囔着："妈妈我错了，妈妈我错了。"我问她怎么了，她说"我很伤心，老师你给我弹弹琴"，我给她弹奏了忧伤的曲调，她很认真地听着，眼泪悄悄流了下来，那天的治疗我改变了一些事先设定好的活动，更多是平静一些的活动，在患者的情绪稳定后，我再加入事先设计好的活动，同样获得了较好的治疗效果。如若不考虑患者当时的状态，可能治疗效果会适得其反。在另一次治疗中，同样是这名患者，不知道什么原因，非常兴奋，进了治疗室后就大嚷大叫，拿起鼓就敲奏，边跑边敲，非常吵闹、烦躁。我当时也被鼓声敲奏得非常心烦。我走过去拿掉患者的鼓，要求她坐下来，但她还是无法自控，大叫大跳，这时我开始播放患者喜欢听的音乐，她开始安静下来，但过一会还是不停地说话，小组中还有别的患者，大家都变得烦躁不安。我一改往常治疗开始时应用的活动，改变为给小组做深呼吸，用很安静的语气、语音、语调念引导词，在几次深呼吸和放松后，患者慢慢安静下来，不再吵闹，而我在活动中一直较低的语音语调和她对话，患者慢慢地平静下来，之后的治疗活动也顺畅了许多。

二、对治疗效果的分析

在治疗没有效果时,治疗师要学会分析不同的影响治疗效果的因素:第一,先分析患儿的原因;第二,分析音乐活动的原因;第三,分析目标设定的原因。

(1) 患儿的原因

治疗师首先是和患儿的亲人了解患儿的状况,如身体状况,有没有生理上的什么变化,有什么疾病等。再者患儿最近的心情,比如家里的亲人有没有出现一些意外情况等。曾经在治疗中,有一位患儿在治疗中突然出现大嚷大叫,无法进行治疗活动的情况,经了解原来是父亲刚刚离家出差,患儿和父亲的关系非常的亲密,母亲说孩子的情绪也因为父亲出差在外而变得非常糟糕。另有一名患儿,在前期治疗中一直非常配合治疗,治疗师也曾为他的进步感到欣喜,可是在第 10 次治疗时,患儿却突然好似对所有的音乐活动都失去了兴趣一般,没有了任何反应,治疗师通过和患儿母亲的交谈后了解到,孩子有生理周期,每个月的几天中都会处于休眠似的状态,整天就想睡觉,对任何事情都提不起兴趣,所以在治疗室中也是相同的反应。而我在一次治疗孤独症过程中,患儿的各方面状况一直有较好的改变,评估指标上进步也很是明显。但在第 7 次治疗时,患儿突然非常不配合,在治疗中一改往常的状态,我开始以为是活动的关系,变换了好几次活动内容,但即使应用患儿以前非常喜欢的活动也还是没有效果。治疗中我也很纳闷,不知道是哪个环节出了问题。治疗结束后,我询问了患儿家长,才明白了事情的原因,患儿这几天一直感冒、发烧,来治疗时身体状况还不是很好,家长治疗心切,怕耽误孩子的进度,所以坚持来治疗了。但是患儿的身体明显不在良好状态,更多是疲倦,难怪对各项活动都没有反应了。所以,虽然治疗效果与治疗师的活动设计有很大关系,但是与患者自身状态也分不开。这也是为什么我们每次做完治疗时都需要写治疗笔记，思考治疗中出现的种种状况，分析问题的原因所在，而不仅仅是填写评估表。因为有时候患儿无法与治疗师进行真正意义的沟通，有可能的话，尽可能与患者的家属进行沟通，询问一下患者最近的状况，生理上或心理上有什么变化，家里发生了什么重大事件等。

（2）音乐活动的原因

其次，如若患儿自身并没有什么特殊情况，治疗师应该分析自己活动设计是否有什么问题。有时候会因为突然改变活动内容导致患儿的情绪变化。如增加全新的内容，患儿经常会不知所措，自然也没法配合活动了，这种情况下，治疗师不要因为患儿当时没有反应而为了治疗目标立刻放弃新的活动，可以先尝试几遍新活动，如若患儿还是没有任何反应，再做放弃也不迟。

另外，治疗师了解每个患儿的音乐能力后，要给他们选择难度相等的活动。简单、熟悉的材料能给患儿带来安全感。但是有挑战性的活动更能激发患儿能力，也容易引起他们的兴趣。

（3）目标设定原因

治疗师对患者进行综合评估后，将会对他们设定长期目标和短期目标，目标定得过低或过高都会直接影响治疗师的心态。当治疗进行一个阶段后，如果治疗效果并不明显，患者的行为与治疗目标始终有着大的差距，治疗师不免会有焦虑的情绪出现。这时候治疗师要重新考虑和审视治疗目标是否适当。如果治疗目标定得过高，则患儿短期无法达到，如果是治疗目标过低，患儿可以轻易达到目标，但是长时间也不会有明显的变化。所以，在治疗与预期目标有很大差距的情况下，治疗师需要重新调整计划，为患儿设定合适的目标，治疗效果自然就会显现出来。

曾经有学习音乐治疗专业的学生治疗一名孤独症患儿，该患儿语言障碍、肢体协调障碍、社会适应性障碍三方面的问题都非常突出，这位学生在设计患者的长期目标时，定为社会适应性障碍，但是在具体活动中发现其在社会适应性的听从指令和参与活动两项中评估效果一直都较好，学生又将肢体协调问题设为目标，目标的混乱导致活动安排的混乱，最后治疗并没有预见性的效果，而学生自身在治疗过程中也体验到了强烈的挫败感。所以治疗师在治疗中经过总体评估后，一旦决定了治疗目标，不能随意的更换，不能今天见这两项的治疗效果好，即认为已经达到目标，马上在下次治疗中又更换别的目标。目标过于灵活和不稳定，治疗效果不会好，因为患者有时在第一次治疗中就会显现问题，有时却是在几次治疗后才会显现问题，治疗有时会在一次干预中有明显效果，有时需要几次干预后才会有明显效果，而一次干预有效果并不代表患者在此项已经达到目标了，这种积极的效果很多时候是短暂的，治疗师需要长期的观察才能得出结论，不能以一两次的治疗效果来评判患者症状的稳定性。所以在目标的设定上，治疗师需经过多方的评估，一旦设定后不能随意改变目标，只有在长时间的治疗过程中患者都表现出稳定性时，才可以考虑下一个目标。

三、指挥的手势

在带领一个小组时，治疗师的手势也是非常重要的，治疗师的指挥与音乐家的指挥有所不同。指挥家的手势更多是对节奏拍子图示清晰地挥画，对于不同的声部，指挥家只需轻轻的给一个手势，对方就能领悟。而在治疗中则不同，治疗师不仅是对拍子的提示，更重要的是提示患儿的注意力。所以治疗师在指挥孩子们演奏时，手势要非常明确，动作更为夸张，因为很多孩子并没有看指挥手势的习惯，注意力也非常容易分散，治疗师在小组中要随时提醒孩子，在即将轮到他演奏之前将手势给他。甚至如果孩子没有看见治疗师的手势，治疗师需要走到孩子的跟前，提醒他演奏。所以在治疗中，治疗师指挥时不是站立起来高于孩子们的。因为孩子经常会坐在地板上或是矮凳子上，治疗师如果站立，孩子们只能仰头看治疗师，而大部分的特殊障碍孩子都喜欢低着头或是平视，治疗师如果站立指挥，不仅是给以孩子高高在上的感觉，增加距离感，很多时候无法指挥乐队，因为孩子们根本就不会抬头看治疗师。所以我在大部分的治疗中，基本都采用和孩子们平视的姿势，如果孩子是坐在地板上，可能会采用跪立的姿势指挥孩子的演奏。如果孩子低着头，我会把手势送至孩子的眼前，让孩子即使低头也能看见我的手势。

另外，指挥手势的提前也非常重要，为了保证音乐的完整性，孩子们能很好地参与到音乐里，我经常会提前给即将轮到演奏的孩子们一个暗示的信号，比如说眼神，或者是身体姿势倾向即将要演奏的孩子，或是呼唤孩子的名字等方式，孩子在经过一段时间后会熟悉治疗师的指挥信号，能很好地配合完成音乐活动，体验到成就感和快乐感。

四、目光

在治疗中，会遇到各种各样的孩子，患有孤独症、智障、脑瘫、唐氏综合征等。治疗师必须清楚每个孩子的症状，再决定自己的行为。这些孩子在与常人的交流中，大部分都会有目光躲闪，尤其很多孤独症孩子，几乎没有与他人的目光交流。所以在治疗初期，当遇到孩子目光躲避的时候，治疗师不能咄咄逼人，或者命令孩子的眼睛必须注视自己。这样做的结果可能会加重孩子的症状，令孩子退缩，从而影响建立良好的治疗关系。一般建议治疗师主动与患者进行目光对视，但是尽可能温和，尤其在治疗初期，若是患儿极度排斥目光的话，治疗师最好先不要有目光交流，等治疗关系逐渐建立后，再开始有目光交流的尝试。Gertrude Orff 认为最先的目光交流应先来自孩子，如若孩子退缩，那么治疗师也应该先回避，不要强行去注视孩子，目光交流应该是自然的，是建立在孩子和治疗师互相信任的基础上的（1974）。

但是在小组治疗中，治疗师的目光同样也是非常重要的，治疗师的目光有时候能决定孩子的注意力是否能集中。只要孩子不拒绝，治疗师要把目光送到每一位孩子身上，要让孩子感觉到治疗师在关注每一个人，治疗师的目光对孩子们具有凝聚力的作用。

五、对小组的控制力

小组中经常会出现异常活跃、引起你关注的孩子，他们可能一会儿跑出去，一会儿做一些危险动作，或者游离在小组之外，或者大喊大叫，不停地打断治疗师的话等。总之，一般小组里经常会有一位到两位这样的孩子，治疗师会把注意力和目光时刻集中在他的身上，治疗师也会不停地被分心：这位小朋友又没有乖乖坐在椅子上啦，这位小朋友又在乱敲乐器啦，这位小朋友把鼓棒往嘴里塞了……治疗师绷紧了神经时刻关注着这位小朋友的行为，生怕又出现了什么意外。而有时候小组也因此会出现混乱，小朋友跑出去了，治疗师赶紧去把小朋友拉回来，这时小组就会空缺主导的人；治疗师制止小朋友把鼓棒往嘴里塞时，会停止活动的进程，打乱秩序。最主要的是经过一番折腾后，治疗师会将目光和语言紧紧地盯着那位小朋友，将小组的大部分关注都给予他，忽略了别的小朋友。这时候，整个小组都会开始松散，别的小朋友也出现不配合的情况，活动因为经常被打乱而无法顺利进行。

遇到以上种种情况，治疗师还是要学会分析小组的种种现象。第一层原因，小组中经常让治疗师分心的孩子的行为目的是什么？有经验的治疗师经过与孩子的接触可以区分孩子行为的目的，从而采取相应的方法。我们也可以事先通过了解孩子的病因、诊断来帮助判断孩子的行为。如孤独症患儿若在小组中出现奔跑、自言自语，一般是没有行为目的，并不是为了引起治疗师的关注。针对这样的孩子，治疗师可以给孩子相对宽松一些的环境，慢慢引导为主。只要不出现一些意外情况，治疗师不用对孩子不参加小组活动而感到过度焦虑。在我的治疗中曾经有一名孤独症患儿，刚开始做治疗时，总是在圆圈之外坐着，自言自语，什么活动也不参加，但是她从没有走出过治疗室。即使这样，我每次会呼唤一下孩子过来参加活动，在前期将近10次的治疗中都没有什么效果，孩子对我问话好似没有听见一般。但是，随着对小组成员的熟悉，治疗次数的增加，这位患儿逐渐开始走近集体，虽然还保持着距离，但有些活动已经开始参加了，发乐器时，我每次都会问她："×××，要不要小铃?""×××，过来和我们一起跳。"十几次治疗后，逐渐的孩子先是开始接受乐器，然后加入集体做一些有兴趣的活动。这是孩子不参与活动的一种情况。而另一种情况，有一些孩子的奔跑或说话是为了引起治疗师的关注，这类孩子的行为目的性很明确，每次治疗师制止其行为时，都会得到关注的满足感。面对这类孩子，治疗师判断原因后可以采用忽视法和正向鼓励法。忽视法，即孩子出现此类行为时，治疗师不要马上关注他，除非是危险情况，而一旦当孩子表现好时，治疗师马上给予鼓励，如可以说："×××做得很好，先将鼓发给你。"因为这类孩子非常怕被忽视，强烈需要关注。可能在以往的经历中，建立了一种错误的模式，大人给了孩子一种错误的信号，孩子犯错时，身边的人马上给予关注，而当孩子表现好时，家长却没有关注孩子，这类孩子对爱有着强烈的渴望和失控感，所以当他来到治疗室时，同样将他从身边的人那里获得的经验带到了治疗师这里。治疗师需要做的是重新构建孩子的行为模式，建立正向、积极行为，而非破坏性的行为。清楚了这些孩子的行为，治疗师也不会再对治疗中出现的情况手忙脚乱，焦虑万分了。

第二层原因，还是活动设计问题。有时候课堂失控，是因为孩子并不喜欢治疗师进行的内容，无法引起孩子的兴趣和参与愿望。曾经有一位患儿，在治疗中经常不参与活动，跑出治疗室。而突然在一个活动中，显示出了浓厚的兴趣，在这个喜爱的活动中，患儿再也没有奔跑出门外，但一旦换了其他活动，患儿又恢复了原先的状态。后来，我每次课增加了这个患儿喜欢活动的时间，患儿注意力的时间也在增加，而且每次治疗开始前都嚷嚷着要做这个活动，这时候我给他发出的指令他几乎会听从。从那次活动后，该患儿在小组里的表现有了很大的转变，参与活动的时间和听从指令的次数都大大增加，并表现出了比其他患儿更为丰富的想象力，这也是我做治疗中得到的意外惊喜。

第三层原因，治疗师要分析自己的原因。在小组中，如何清晰的给出指令、带动孩子的情绪、参与活动的热情，治疗师个人的人格和才能也是非常重要的。治疗师给孩子演奏或演唱美妙的音乐，孩子受到感动并喜爱，治疗会更加顺畅，如若治疗师的演奏和演唱都很蹩脚，孩子敏锐地察觉到音乐的不完美，自然不会愿意参与到活动中来。现场的演奏自然是效果会更好，如罗宾斯的即兴演奏音乐疗法，为众多音乐治疗师所推崇，治疗效果也非一般音乐治疗所能比，但如果治疗师自身并不具备如此的钢琴演奏才能，不要过于冒险的尝试，因为孩子的听辨能力也是独一无二的，他们甚至可能比成年人对音乐的感受力更为敏锐和准确。我们也可以用播放音响来替代一些现场演奏较为复杂的技巧，如奥尔夫音乐中有很多乐曲非常适合儿童，同样也可以带来良好的治疗效果。

另外，治疗师在小组中的指令清晰与否也是影响活动进行的关键。有经验的治疗师会带动整个集体一起整齐的开始演奏或演唱，让患儿明确指令。治疗师在肢体语言和音调上都需要适当的夸张，开始前需要给孩子一个暗示，可以是目光的暗示也可以是手势的暗示，甚至是身体的暗示。我在指挥孩子开始前会关注是否每个孩子都看着我，如若有孩子没有看着我，我会先轻声呼唤孩子名字，这个关注非常重要，可以凝聚集体的注意力。这些孩子也经常会在活动中低头不看治疗师的手势和眼神，我有时候会将夸张的手势伸到孩子们面前，让他们即使低头也能看见，当然这是建立在小组人员较少的情况下。

六、治疗中的语言

在音乐治疗中，治疗师尽可能少用语言来描述活动的含义，更多使用身体语言或是直接带领患儿进行音乐活动。大部分孩子对语言的理解都存在一定的障碍，治疗师解说得过多，会无形增加孩子的理解负担，同时不容易集中注意力。所以，活动中治疗师的语言应该简洁、明了，除了呼唤孩子姓名、简单的交流、唱歌、歌谣等必须运用嗓音的游戏，在活动过程中，尽可能减少话语。

七、治疗师的着装

除了在医院工作的音乐治疗师，有统一的着装要求，大部分情况下，对音乐治疗师的穿着并没有严格规定。但在治疗中，还是要注意以下几个情况，容易被忽视的细节有时候会引发意想不到的情况。

1. 治疗师的着装以整洁、干净为宜，避免过于时髦、新潮的服饰。治疗师穿着过于鲜艳和时髦，容易影响患者的情绪。很多时候患者的情绪并不稳定，过于鲜艳的颜色和奇异的打扮，轻则患者在治疗中容易被吸引过多的注意力，重则容易引发患者的情绪。另外，一些过于暴露的衣服切不可在治疗中穿着，否则治疗师容易给人不稳重的感觉，甚至会给自己带来危险。治疗师在服饰上应以简单、大方为主。

2. 不要过于频繁更换服饰

女性治疗师喜欢更换不同的衣服，给人以新鲜感，生活中当然可以，但在治疗中却并不适合。依我的经验，大部分患儿喜欢固定的模式，喜欢他们熟悉的物品和人物，尤其孤独症患儿在这一方面的反应较为强烈。治疗师更换服饰或是发型反差过大，容易引起患儿的不安和焦虑。所以，治疗师可以选择一些在治疗中经常穿着的衣服，尽可能给以患儿亲切感。

八、鼓励的方式

在音乐治疗中，治疗师为了强化孩子的正确行为，在孩子有了适当行为时会给予奖励，而对其不适当行为给予惩罚，孩子在治疗中学会了正确的行为后逐渐泛化到生活中去。不同的行为强化方式，适合不同的孩子和行为。在治疗中的奖励方式有可能是隐蔽的也可能是明显的，尤其在小组中奖励的方式很多时候可以隐蔽一些，比如孩子表现非常优秀，治疗师给予肯定的态度和眼神对孩子来说都是奖励。如果是明确的奖励最好大家都能获得，否则容易引起竞争和孩子的自卑心。

1. 治疗中增加适当行为的奖励方式

（1）肢体语言：微笑、拥抱、轻拍后背、鼓掌。

微笑：治疗师在治疗中要始终保持微笑，微笑代表着一个人的情绪反应，孩子能通过观察治疗师的脸部表情感觉到他们的情绪反应。治疗师的心情无论好坏，在面对孩子时一定要有微笑，这样孩子会觉得自己的行为是被接受的，治疗师想要和孩子建立治疗关系第一步是真诚的微笑。

拥抱：拥抱对很多孩子来说都是一种非常积极的鼓励，但是在治疗中并不一定如此，特殊儿童的反应也会有一些特殊性。大部分孤独症患儿对肢体接触非常敏感，治疗师如果不了解孩子的情况，直接拥抱孩子，可能会带来负面效果，让孩子产生惧怕的心理。拥抱的方式要看情况而决定，治疗师先观察孩子对肢体接触的反应，再决定是否采用拥抱的方式作为行为强化。即使不是孤独症儿童，有部分患儿也是无法接受治疗师初次见面的拥抱，而是需要一段时间的相处后，逐渐开始接受。

轻拍后背：治疗师在给予患儿口头称赞的同时，轻轻拍孩子后背，在有些时候比拥抱更为适宜。尤其对惧怕肢体接触的患儿，在刚开始与治疗师相处时，轻轻拍其后背，逐渐让他适应与治疗师的接触方式。

鼓掌：鼓掌代表着对患儿行为的肯定，但有时候患儿不一定能理解治疗师的用意。所以，治疗师在对患儿鼓掌时，一定还要辅以口头称赞和认可。

（2）口头语言奖励。口头语言奖励也是治疗师常用的，如"真棒""好极了""好的""再来一次""真不错"等正向语言。治疗师一定是在孩子正确行为下才给予口头鼓励，不要无时无刻将这些词语挂在嘴边，否则孩子无法区分自己哪一些是适当行为。另外，治疗师的口头语言奖励尽可能的简洁，不要过长或复杂，应该让孩子最快的理解和接受话语的含义。

（3）音乐奖励方式。音乐也是很好的奖励孩子适当行为的方式。在孩子有适当行为时，奖励孩子演奏一件乐器，或是集体一起为孩子唱一首赞美的歌曲。治疗师也可以创作一段非常简短的旋律，如"×××，×××，ye!"集体边唱边加上动作手势，患儿站在中间，集体围着他演唱。非常简单但是很实用，往往被称赞的患儿会感到自豪和骄傲。

（4）固定形式和物品的奖励。除了以上这些，有很多大家熟悉的方式同样也适用于这些孩子。如小贴纸、食物、五角星等，较小的患儿都很喜欢这些奖励方式。但治疗师不要给得过多，以免削弱了吸引力。如果是在集体治疗中，有些孩子在治疗过程中没有得到奖励,在治疗结束时治疗师一定要给每个孩子寻找机会让他得到奖励,以免孩子失望。

2. 治疗中减少不适当行为方式

治疗中采用的减少孩子不适当行为方式一般是比较温和的,它不是真正意义的惩罚,但在治疗中对于改变孩子的不适当行为,同样非常重要。治疗中减少不适当行为方式有:让孩子的演奏再来一次;减少一次轮流的机会;暂停参加小组活动等。目的不是为了惩罚孩子的行为,而是让他学会一种学习习惯和适应社会。

(1) 暂停参与活动。对于孩子出现的不适当行为,如大嚷大叫、在集体中不听从治疗师指令时,治疗师先给予口头警告,如若无效就暂停孩子参加活动,等孩子行为改善后再让他继续参加。比如在轮流演奏乐器时,暂停一次演奏的机会。或是发乐器时,先给行为适当的孩子。但是惩罚的时间不要太长,只要孩子的表现稍有改变,治疗师就要及时给予鼓励,让他继续参加活动。这些孩子大部分情况下都不是有意而为之,经常是突发的情绪失控,但治疗师也要给予纠正,用暂停他参与活动的方式来告诉他这是不适当行为,应该改变。

(2) 暂时站在圈外观看游戏。暂时让孩子站在圈外看游戏是治疗中最为严重的惩罚了,不能用得太多,治疗师一方面要保护孩子,但不代表纵容孩子的行为。这种惩罚方式是在口头警告和暂停孩子参加活动都无效后才会采用。暂停孩子活动和让他暂时站在圈外观看游戏都适合于在集体治疗中使用,这样的方式教会孩子正确的社会行为,集体里别的孩子看见了不适当行为得到惩罚,适当行为得到奖励,同样也可以从同伴中学会正确方式。这样治疗师才容易带动整个集体,进行治疗活动。如果是一个放任孩子行为的集体,治疗师是无法进行治疗活动的。

(3) 忽视不适当行为。在治疗中,孩子可能会采用破坏性行为来吸引治疗师注意力。这种情况下，治疗师可以采用忽视孩子不适当行为的方式。这种孩子在成长过程中学会了使用破坏性行为来取得他人的关注，并将这种模式带到治疗中来。治疗师在治疗中判断出孩子的真正行为目的后，可以采用忽视孩子不适当行为的方式。在孩子有正确行为后再给予关注，重新建构孩子的行为模式，让他逐渐转变为用正确行为获得关注模式。

第四节 儿童音乐治疗师的训练

一、音乐类课程的学习

音乐类课程学习在音乐治疗师全部课程中占有非常大的比重。在美国音乐治疗师的培训课程中，音乐类课程占50%。不仅要修习音乐理论，各类音乐技能（声乐、钢琴、吉他、打击乐器等）还要修习指挥、电脑音乐等其他相关课程。在儿童音乐治疗中，治疗师掌握的乐器越多，演奏越精彩，治疗活动也会更有吸引力。治疗师不能小看儿童的音乐欣赏力和感受力，演奏效果不同，对患儿的吸引力和兴趣有着直接的影响。所以，作为儿童音乐治疗师，掌握各类乐器是非常必要的，当然如果能精通其中某一种乐器，在治疗中应用，同样也会精彩。

二、专业课程的学习

除了学习音乐治疗、医学、心理学等基础课程，作为儿童音乐治疗师还要研习一些与儿童心理学相关的专业课程。如发展心理学、学前儿童心理发展、婴幼儿心理学等。此外，在儿童音乐治疗中会应用到大量的音乐活动，很多时候仅仅演奏乐器和歌唱是不够的，尤其是儿童小组治疗。治疗师可以参加一些社会上的培训班学习课程和教学方法，丰富音乐治疗活动。如奥尔夫音乐教学法、达尔克罗兹音乐教学法、游戏治疗等多种形式。

三、临床实践

有了以上的专业知识基础，治疗师还需要大量的临床实践，严格的音乐治疗师训练需要每周一次的实习，以及学习期满后半年的临床实践，才能参加音乐治疗师资格的考试。治疗师只有在实践中才能接触不同症状的患者，逐渐成为一名合格的音乐治疗师。

第十一章 特殊障碍儿童父母的心态

依依是唐氏综合症，长得白白净净，小脸圆乎乎的。小姑娘个儿不高，虽然母亲填写已经 9 岁，但是还很像六七岁小孩子的个头。每次来到治疗室，依依总是打扮得漂漂亮亮的，身上的衣服也很整洁，头发梳得很整齐，经常别个小花卡子。她的母亲也很和蔼慈祥，中年人，微胖，每次送孩子来都笑盈盈的，父亲也是如此。接触了一年多，从来没有见孩子的母亲和孩子皱过眉头，总是笑呵呵地看着孩子。在前几次治疗中，妈妈会进来陪孩子做游戏，轮到依依时，依依经常不演奏，东张西望，或者有时候不会敲奏。妈妈会坐在后面用手把教孩子敲，孩子敲对了，妈妈赶紧夸孩子，有时候孩子敲两下不敲了，妈妈就在孩子背后轻轻拍一下节奏点，或者自己敲让依依听，但对依依从来没有着急过，始终微笑着看着依依。看得出来，孩子也很松弛，在妈妈的怀里很安全、很放松。我很少见到这样孩子母亲的心态，心中对她的敬意也油然而生。因为多年的治疗中，与患者的母亲、父亲接触得很多，大部分的家长都愁眉苦脸，心情焦虑、着急。这样的心情我们完全可以理解，谁不希望自己的孩子好呢！谁又希望自己的孩子会出问题？在这些家长的心里，最大的愿望就是孩子能正常地入学，和其他孩子一样健康、快乐地成长。可是这小小的愿望在他们身上都成了奢望，因为社会俨然已经把这些孩子排斥在外。这些家长，尤其是母亲，要背负社会的舆论、家庭与工作的压力、对孩子未来命运的担忧，孩子一天天长大，自己一天天地老去，焦虑、痛苦的心情也随之增加。所以他们有时候经常会克制不住自己的情绪，在孩子出现异常情况时严厉地呵斥孩子。这我都是可以理解的，但是像依依妈妈这样好的心态却是让我非常敬佩。这位母亲在笑容的背后又承担了多少呢？然而妈妈面对孩子的时候让孩子感到的是温暖、慈爱，是啊，孩子是无辜的，而这些孩子与正常孩子最大的不同在于，他们所表现的一切都是自己无法控制的。很多正常孩子会故意调皮、捣蛋、惹父母生气。但这些特殊孩子的特殊之处在于，他们不会撒谎，不会矫情，他们表达最真挚的情感。他们不狡黠，不会逃避责任，但他们对社会都有恐惧，因为社会中对他们不友善的因素太多。他们不是不会看人的眼色，而是遭遇了太多的冷眼和蔑视，让他们想逃避社会。极度的没有安全感，让孩子们到了人多的环境，加重了异常行为。他们或者更加沉默、畏惧、退缩，或者变得躁狂、不安。而这时候最能给孩子们支持的就是母亲，母亲的反应直接影响着孩子的行为，呵斥、打骂可能把孩子从情感上远远地推走，表现得更加孤僻和怪异。

我在观看 Robbins 的治疗录像时，其中一个白人小女孩让我印象深刻，她从生下来，医生就宣布她的腿永远都不能站立，没有语言能力，重度智障加上身体残疾，终身只能在床上度过。镜头放到她1岁左右时，妈妈推着小婴儿车，她静静地躺在车里，身上穿着雪白的小花边裙子，像一个小公主，妈妈微笑着推着孩子出来散步，自如地和各种人打招呼。后来，他们找到了 Robbins 音乐治疗中心，在那里对孩子进行了5年的音乐治疗，奇迹出现了，孩子能站立、走路，录像里的孩子在音乐中开心地演奏各种乐器，开心地大笑。记者采访中，我们看到母亲看见孩子的表现喜极而泣，他们说，孩子是上天赋予的礼物，能看到孩子的笑容，能给孩子欢乐，他们感到无限的幸福。虽然孩子很多方面不能和正常孩子相比，但他们作为一个人来到世界上，也应该享受欢乐，音乐帮助他们做到了。

我感觉到这些母亲，包括依依的妈妈，她们都接受了孩子的一切行为和症状，而她们对孩子表达"爱"的方式，就是看到孩子时脸上浮现出的微笑，她们接受了上帝赋予的这一份礼物，并且静心地保管，没有抱怨，没有责难，一切都平静地接受，带着"爱"去接受这一份礼物、珍惜这一份礼物。

在西方社会中，基督教义中认为孩子是上帝赐予的礼物，父母与子女之间要尊重、平等、友爱。但在中国社会中，社会保障体系还不够完善，至今在大部分人的观念中还是认为孩子是养老的保障、光宗耀祖的资本，以这样的心态面对孩子时，会更容易产生不良情绪。

第一节 特殊障碍儿童父母的心理阶段

多罗塔（D. Drotar）将身心障碍儿的母亲正式认同孩子的障碍状态前曾经历的心理过程，分为以下五个阶段：

1. "惊讶"的阶段——觉得茫然不知所措。
2. "否认"的阶段——开始四处求诊，寻求自己孩子并非身心障碍儿的诊断。
3. "悲哀、愤怒、不安"的阶段——悲伤、遗憾、不知该怎么做才好。
4. "适应"的阶段——开始认同孩子的障碍状况。
5. "再构成"的阶段——积极地考虑孩子的未来。[1]

在我的儿童音乐治疗中，除了第一个"惊讶"的阶段，其他四个不同阶段状态的家长都曾接触过。处在不同阶段带着孩子来接受音乐治疗父母的心态是不一样的，这种心态将直接影响治疗

---

[1] 村井婧儿：《音乐疗法的基础》，第111页，稻田出版，2002年。

效果。所以治疗师在治疗前,需要详细地和父母进行交流沟通,了解他们现在所处的状态。有时候父母会否认自己的状态,但治疗师通过观察父母对孩子的态度和谈话中,感觉到父母实际上所处的状态并不像自己所说的一样。

处于"否认"阶段的父母,以求证孩子的病情为主,无法接受医院的诊断,即使来做音乐治疗,也是希望能通过音乐来证明孩子并不是智力障碍或是孤独症患儿,或是希望孩子在音乐方面的特殊才能弥补其他方面障碍。往往这种类型的父母会过于强调孩子的音乐技能,在治疗中常表现出急躁的情绪。如果父母长期处于这种状态,孩子也会感受到压力,表现得多动和不安。尤其是曾遭受打骂的孩子,会有极端表现,在集体中攻击别的孩子,或是在社会交往中表现出恐惧和退缩。这类型父母在填写孩子症状时也会以各种理由解释或逃避医生的诊断。治疗师在面对这类父母时,往往是最为困难的,他们这时候很难接受自己孩子障碍情况,也非常固执,有自己的一套理念,治疗师的劝说往往没有太多的意义。同时他们希望非常快地改变孩子目前的状态,对治疗的期望值非常高,要是孩子的进步缓慢,就会容易对治疗产生怀疑,可能中止治疗。治疗师这时候面对他们不要一味地劝说或指导,有时候孩子在治疗室中已经得到了变化,但父母教养态度不改变,会在很大程度上影响治疗进展。治疗师在劝说父母无效后需要静等他们的改变,最好是建议他们去看心理医生,先改变自己的状态,才能让孩子获得帮助。

处于"悲哀、愤怒、不安"阶段的父母,基本已经接受了孩子的患病事实。这些父母在教养孩子过程中遭遇了种种挫折,充满了对社会的不理解和不满,如对孩子病情的悲哀,对社会福利保障制度不完善的失望,对孩子和自己未来的担忧等负向情绪。有一些父母可能会放弃对孩子的任何治疗,有一些父母虽然在寻求治疗，但是情绪总是非常消极，常年愁眉不展。这种类型的父母在治疗中能与治疗师沟通和配合，他们更需要社会的理解和他人的关心，当他们觉得治疗师能理解与关心他们的孩子时，会对治疗师产生信赖感和依赖感。这种类型的父母容易对治疗师信任，但他们消极悲观的情绪同样也会影响到对孩子的教养方式。在没有良好的支持系统下，容易中途放弃对孩子的治疗。治疗师对这种类型的父母可以给予鼓励和支持，另外，转变他们对孩子的传统观念非常重要。但是治疗师的精力毕竟是有限的，在遇到负向情绪非常严重的父母时，治疗师的劝说作用不是很大，最好也建议他们进行正规心理治疗。

处在"适应"和"再构成"阶段的父母都已经进入良好状态中，但他们同样也经历了前两个阶段的煎熬。有一些父母甚至会因此变得夫妻关系更紧密，一起共同积极地为孩子进行治疗训练，并规划将来。我曾经遇到过一名重症孤独症患儿，每次进行治疗时夫妻两人都是共同来到治疗室。他们不仅积极地配合治疗，还经常向治疗师汇报孩子的表现以及他们采取的方法，两个人对治疗师从来没有过任何抱怨，并能客观地发现孩子的进步以及存在的问题。父母处在这种状态对孩子是最好的，孩子不容易产生不良情绪，治疗效果也能稳定向好的方向发展。

在治疗中接触了许多不同类型的父母，深切感受到不同父母对孩子的影响，孩子的行为和父母的心态有着紧密的联系。和蔼的父母有一个温和的孩子，孩子的行为普遍表现会比较宁静、安逸。而紧张、焦虑的父母同时也将情绪传达给自己的孩子，这样的孩子在集体中，容易多动、多话、情绪波动更大，听指令和参与活动都相对困难，甚至有的孩子会有攻击其他孩子的行为，如推、搡其他孩子。

而治疗师和父母的沟通也显得格外重要，毕竟治疗师只能帮助孩子一时，对孩子产生至关重要影响的还是父母本人，实际上最后能帮助孩子的人也是父母自己。

第二节 对特殊障碍儿童父母的建议

一、准时

准时到达治疗场所，准时开始治疗，不仅是治疗的需要，也是帮助孩子建立一个良好的社会秩序和习惯、形成良好交往行为的基本条件。有一些父母会忽视时间，经常迟到，中途进入治疗环境，不仅会影响当时的治疗，对自己的孩子也会养成不良习惯，无法建立对时间的概念。另外，孩子治疗时间无法保障，对他的行为干预没有完整性，就不容易达到良好的治疗效果。在治疗开始前，治疗师一定要和孩子父母强调准时的重要性。

二、沟通

家长应该主动与治疗师沟通，反映孩子最近的特殊情况（生理、心理），让治疗师充分了解孩子。治疗师接触的患儿很多，无法询问每个父母关于孩子的情况，如果患儿有一些异常表现，父母一定主动和治疗师沟通，使治疗师更容易理解患儿在治疗中的行为表现，采用合适的方法来帮助患儿。

三、配合

家长在理解了治疗师的意图后，需要配合治疗师，比如，对孩子异常行为的态度。孤独症孩子有一些刻板行为，家长会有自己制止的方式，大部分是进行呵斥来制止。这样的方式容易让孩子在父母前面更为压抑，会有别的异常行为产生，同时也影响了亲子关系。治疗师在指导父母正确的方式后，父母在生活中必须进行适当的调整和改变。如果方式无效，应该积极与治疗师商量对策，切勿我行我素。

四、接受

如果家长一直无法接受孩子的情况，对治疗没有帮助反而会有阻碍。家长的心态既要积极又要平和。一方面积极帮助孩子训练，帮助孩子更好地作为一个完整的人能享受生活；另一方面不要否认孩子的问题，如果总是不接受，家长会长期处于痛苦的深渊。卡耐基的箴言：两个人看到铁窗外，一个人看到满天的星星，一个人看到的是满地的泥泞。西方的理念中，对孩子的态度是"孩子是上帝送给我们的礼物"。中国的理念孩子则承载了更多，"光宗耀祖""争脸""母以子贵"等，孩子代表着家族的荣誉和耻辱。父母往往把孩子的好与不好和自身联系在一起，这无疑也是给自己和孩子套上了沉重的枷锁。如此紧密的关系，更让父母无法接受孩子的先天性不足。但是如果已经有了一个与别人不一样需要特殊照顾的孩子，与其悲伤地流着眼泪看着孩子，不如把孩子当做礼物，给他一个欢乐的人生，我相信可能社会对他们不公平，别人会嘲笑、蔑视这些孩子，他们遭遇比正常孩子更多的挫折。但是孩子最在乎的是自己父母对他们的态度和看法，如《阿甘正传》中坚强而乐观的妈妈，给予孩子乐观积极的人生态度，致使孩子在生活中遭遇那么多挫折之后，依旧没有丧失信心和希望，最后赢得了幸福。

五、孩子需要学习乐器吗

如果父母支持孩子学习一样乐器，对孩子的意义将会非同小可，尤其可以充实他的闲暇时间，而在众人前的表演，则可以提升他的自我价值感和成就感。并且在学习一件乐器的过程中，父母和孩子能一起学习，也可以增进亲子关系。大部分有障碍的孩子，很少参加社会活动，经常单独与父母在家，共同的学习可以让两个人变得有事情做,不会整天地呆坐。孩子在学习乐器后,对某件乐器产生兴趣,有了更多欣赏的方式。如听音响、听音乐会,与其他孩子的交流等。另外,社会上普遍流传着这样一种理念:认为学习某种乐器可以开发孩子的智力,提高协调性等,有一些家长和老师就是秉承着这些理念,让自己的孩子学习各种乐器。我个人也相信这些理念的正确性。但同样,它也给很多人们带来误导。以钢琴来说,这是非常难学的一件乐器,需要大量的时间练习,还不一定有很好的成效。我亲眼见到很多孩子从最初对钢琴的好奇到后期憎恶弹奏钢琴。而妈妈们为了钢琴能锻炼孩子的各方面能力,始终抱着"不抛弃,不放弃"的精神来训练孩子,甚至付出亲子关系破裂的代价。有一些特殊障碍孩子的家长,更是求治心切,听说孩子学习某种乐器,哪些方面获得了提高,就赶紧让自己的孩子也开始学习,往往很多时候起不到很好的效果,甚至有了相反的作用。应该说钢琴、小提琴这些乐器是非常难以掌握的,这些特殊孩子学会乐器的代价,要比正常孩子付出的代价多得多。如果孩子通过学习钢琴后不喜欢演奏钢琴,憎恶钢琴,即使孩子演奏水平较高,对她来说也是弊大于利。如果孩子演奏钢琴的水平非常一般,但是很喜欢弹奏,这样的乐器学习就是有利无害的。孩子学习乐器后可以登台表演获得自信心,可以训练眼手配合能力,学会闲暇时的娱乐,这些都是孩子通过学习乐器可以获得的好处。但不乏有一些现象,孩子学会某种乐器后成为父母炫耀的资本,一些特殊障碍孩子的父母极需要自己的孩子受到关注和肯定,孩子学会一件乐器也可以或多或少获得一些自己心理上的满足。但在孩子学不好乐器时,父母的心态也不好,从而出现责怪、辱骂孩子的现象,这种情况对这些特殊孩子的伤害更大,乐器在间接方面反而对孩子造成了伤害。

所以,特殊孩子可以学习一件或者多件乐器,但一定是快乐的学习，能够得到享受的学习，而不是背负着责任与负担的学习。父母千万别把孩子学习乐器当做孩子的发展目标，否则在学习中会出现焦虑的心态，父母在辅导孩子学琴时，应该更多以娱乐为主，不要过多追求演奏的难度和学习进度伤害孩子学琴的兴趣。家长和老师清楚这一点，就会在教授和演奏时对孩子转变态度，让孩子从音乐中获益。

六、教导孩子正确的行为习惯

在与特殊障碍儿童相处中，治疗师既要清楚每个到访孩子的症状、障碍、具体病情，但是在治疗中又要将他们与普通孩子一样看待。了解他们的障碍是为了在治疗中对他们制定相应的目标，安排治疗计划，帮助他们恢复健康。但治疗师不能因此认为他们是不同的，某些方面是缺乏的。对待这些孩子时放纵和容忍都是不对的，或是刻意回避一些与他们障碍有关的话题，很多时候是没有必要的，这样会更加增加障碍儿童自身与正常孩子的不一样的感觉，如和有视觉障碍孩子避免谈论色彩，对智力障碍的孩子完全放纵他们的行为。父母同样也是这样，在积极给予孩子治疗的同时，不能认为自己孩子与其他孩子不同就放弃教导他们很多社会行为。有一个智障的孩子爱在公告场合乱吐口水，我发现孩子的母亲几乎是视而不见，有他人在场时，也只是偶尔制止一下孩子的行为。孩子在治疗室中也是如此，我开始的时候并没有制止孩子行为，但发现这样会放纵孩子，在后来的治疗中，只要是孩子乱吐口水，我都会制止他，并交给他正确的行为方式，逐渐孩子也有意识去改变自己的行为了。这些孩子本身就已经与社会有一些隔离，没有正常的社会交往能力，如果再不教育正确社会行为，就更难被社会所接受。所以，无论作为父母还是治疗师都应当对孩子的行为有一个判断，是病情所致不可改变还是有改变性。只要有一点教育的可能性就应该教会他们正确的社会行为。我们对待孩子的态度应该是接受他,不代表放纵他。在多年和特殊儿童相处的过程中,我们也发现,很多时候这些孩子的行为只是普通正常孩子一些行为放大而已。他们因为生理上的缺陷,不同的教养方式,导致比一般孩子更多动,或是更为害羞,或是讲话讲得更多,但实际上他们的问题在正常孩子身上也会出现,只不过没有他们那么突出显现。特殊障碍孩子的父母在给孩子多方积极治疗的同时,还不能忘了教育孩子正确行为,他们承载的实在是比一般父母多更多,付出的也更多。

七、自查

在长期与家长的接触中,我拟定了一份表格,帮助家长观察孩子以及自己的状态,找到帮助自己和孩子最好的方法。认真填写检查表,可以帮助家长客观审视自己孩子的状况,了解自己与孩子的关系,让自己和孩子有良好的互动,开启心锁的钥匙实际上就在自己手中,只不过大部分人都会忽视手中拥有的,却时常关注失去的。

另外,特殊障碍儿童的家长尤其要学会放松自己,经常评估自己的身体和心理状态。当状态不佳时一定要采取方法来调整。希望下列的表格对他们有一些帮助:

附:行为检查表

孩子姓名:_____　　　填写人姓名:_____

日期									
气候									
孩子身体状况									
睡眠									
饮食									

续表

有无特殊事件								
妈妈情绪(0—10分)								
采用何种干预方式及结果								
孩子情绪(0—10分)								
采用何种干预方式								
孩子异常行为								
采用干预方式								

以上表格本人曾让患儿小新妈妈进行了填写，并根据小新妈妈填写的内容进行总结。其中"孩子异常行为"一栏填写内容指出小新的无意义语言，因为本人在治疗中观察到小新妈妈对孩子行为的影响非常大，这份表格希望小新妈妈能寻找到一些帮助小新的方法，另外，对自己与孩子的关系进行客观认识，对小新行为改善有所帮助。这是一份家长与孩子行为自查表，在初期我对家长填写后的内容进行总结与分析，后期希望家长自己能以我的模式进行自我分析与检查。小新妈妈非常认真地进行了填写，下面是我对表格内容进行的总结与分析，在最后附上以供大家参考。

一、小新没有无意义语言或很少无意义语言时的情况：

事件：1. 去澳门旅游（3 次左右无意义语言）；2. 过生日（1—2 次无意义语言）；3. 体检时（无）；4. 去公园玩时（无）

身体：良好的状态

饮食：好

气候：26℃—30℃，没有太大的温差变化

妈妈情绪：9—10 分不等（分值越高代表情绪越好。标准：0—10 分）

小新情绪：8—10 分不等（分值越高代表情绪越好。标准：0—10 分）

妈妈干预的方式：陪他说话；不理他（有些效果）

结论：小新出去游玩的心情比较好，无意义语言也会少，这段期间妈妈的情绪也不错，气候也没有太大变化。另外，小新的身体状况也很好。妈妈所用的干预小新无意义语言的方法，有一些效果。

二、小新无意义语言严重时的情况：每天 3 次以上

事件：1. 看见同学哭（3—4 次无意义语言）；2. 走在路上拉陌生人手（3—4 次无意义语言）；3. 去奶奶家（6—8 次无意义语言）；4. 换座位（4—5 次无意义语言）；5. 中午拿别人的饮料喝（多次无意义语言）；6. 妈妈打小新（多次无意义语言）

气候：21℃—34℃中间气候变化较为明显

身体：感冒、咳嗽、流鼻涕

饮食：吃不下东西，不爱吃

睡眠：普遍不好，早醒

妈妈情绪：5—9 分不等

小新情绪：6—9 分不等

妈妈采用的方式：陪他说无意义语言；让他说话（效果不明显）。

结论：以上总结的事件好像大部分发生在学校和家里。另外，气候变化很大，有13℃的温差。最重要的是小新感冒了，咳嗽严重，影响了睡眠和饮食，整个情绪状态都不好。妈妈的情绪状态也波动很大。另外，这期间妈妈用的干预无意义语言的方法与之前一致，但是收效不大。

三、妈妈对小新无意义语言时的干预方法总结

1. 学他无意义语言（7次左右）；2. 不管他（2次）；3. 转换音调1次；4. 让他说话1次

四、妈妈的情绪

妈妈心情与小新心情的指数基本一致，之间只差1—2分。

妈妈心情不好时的干预手段：上班或者休息一会儿（基本上没有干预手段）。

总的结论：

1. 从以上一些事件看，天气的变化、事件的发生（家庭与学校）、身体状况和小新无意义语言的次数有密切的关系。
2. 妈妈采用了4种干预小新无意义语言的手段，用得最多的是模仿小新的无意义语言，但是好像在小新状态好的时候有效，小新状态不好时就无效，可能此方法的作用对小新的影响并不是很大。
3. 妈妈的情绪与小新基本上是一致的，妈妈情绪好，小新情绪也好一些，妈妈情绪不好，小新的情绪也好像会不太好。
4. 妈妈心情不好时的干预几乎没有。

建议：

1. 对小新无意义语言时的干预手段可以试着换换别的。如唱歌、讲故事、让他看喜欢的东西，总之分散他的注意力。

2. 妈妈情绪不好时的干预手段可不可以增加一些。当情绪不好时做一些想做的事情，可以适当和孩子分开一下，去逛逛街，上上网，或者打球、听音乐等，总之是自己喜欢的事情。如果什么都不能做的话，就深呼吸（瑜伽式深呼吸），看看效果会怎么样。
3. 小新好像喜欢出去玩，如果有时间多去公园逛逛，可能会改变孩子的情绪，情绪好了，自然无意义语言就减少了许多。

参考文献

村井婧儿：《音乐疗法的基础》，第111页，稻田出版，2002年。

附录 1

评估表格

表 7-1
《小组行为评估》

姓名：_____   性别：_____   年龄：_____

注意力：
A. 少量的参与活动，大部分时间注意力不集中_____
B. 在等待活动时能时间集中注意力，完成活动的 50%_____
C. 能完整的集中注意力参与小组活动_____

目光交流：
A. 在与人的交往中没有目光对视_____
B. 在与人的交往中有少量目光交流，但是目光躲闪_____
C. 在交往中目光交流正常，没有刻意回避_____

参与活动：
A. 在课堂中无法参与任何活动，坐在圆圈之外_____
B. 参加少量的课堂活动，经常不在圆圈内_____
C. 能坐在圆圈内，但是不积极参加活动_____
D. 能坐在圆圈内，参加大部分活动_____
E. 能坐在圆圈内，完整的参加完课堂活动_____

情绪反应：
A. 有情绪障碍，哭、闹等行为_____
B. 有攻击他人行为_____
C. 在小组中恐惧、害怕_____
D. 在小组中内向、退缩_____
E. 在小组中高兴的期待活动的开始_____

F. 其他反应＿＿＿＿＿＿＿＿＿＿＿＿＿＿＿＿＿＿＿＿＿＿

自信心：
A. 在活动中过于胆怯，无法表现＿＿＿＿＿＿＿＿＿＿＿＿＿
B. 在教师的要求下，勉强表现活动内容＿＿＿＿＿＿＿＿＿＿
C. 能主动表现自我意识＿＿＿＿＿＿＿＿＿＿＿＿＿＿＿＿
D. 在活动中感到舒适，自信的表现活动内容＿＿＿＿＿＿＿＿
E. 活动中自愿来领导、帮助或演出，反应积极＿＿＿＿＿＿＿

与他人合作能力：
A. 小组中拒绝与他人接触、合作＿＿＿＿＿＿＿＿＿＿＿＿
B. 接受他人，但是没有情绪反应，态度不积极＿＿＿＿＿＿
C. 在教师的要求下，与他人进行接触＿＿＿＿＿＿＿＿＿＿
D. 非常积极主动的与他人交往＿＿＿＿＿＿＿＿＿＿＿＿＿

对音乐活动的反应：
A. 没有任何反应
B. 偶尔有一些反应，但并不积极，没有表情变化
C. 对活动有较好的反应，有一些表情变化
D. 对活动有很好的反应，表情变化明显

表 7-2

《小组行为总体评估》

注意力	好	一般	差	极差
参与能力	好	一般	差	极差
目光交流	好	一般	差	极差
情绪反应	好	一般	差	极差
自信心	好	一般	差	极差
合作能力	好	一般	差	极差
对音乐活动反应	好	一般	差	极差

分析原因：＿＿＿＿＿＿＿＿＿＿＿＿＿＿＿＿＿＿＿＿＿＿＿＿
＿＿＿＿＿＿＿＿＿＿＿＿＿＿＿＿＿＿＿＿＿＿＿＿＿＿＿＿＿

表 7-3（参考张乃文的儿童音乐治疗评估表而制定）

《整体障碍印象》

认知障碍　　　　情绪障碍　　　　身体障碍
动作障碍　　　　语言障碍　　　　听力障碍
交往障碍

表 7-4（参考张乃文的儿童音乐治疗评估表而制定）

《建议治疗项目》

（＋很好，－可以改变；＋／－有能力但没有体现；N／A 没有评估）

动作：协调感训练（　）　　　　方向感训练（　）
　　　肢体律动感训练（　）　　上肢训练（　）
　　　下肢训练（　）　　　　　精细动作训练（　）
　　　粗大动作训练（　）
语言：语音语调训练（　）　　　基本交流问候语训练（　）
　　　听从语言指令训练（　）　气息训练（　）
　　　语言表达能力训练（　）
社会性行为：自信训练（　）　　等待训练（　）
　　　肢体接触训练（　）　　　交往礼仪训练（　）
　　　目光交流训练（　）　　　名字反应训练（　）
　　　参与合作训练（　）　　　注意力集中训练（　）
　　　模仿能力训练（　）　　　自我表达训练（　）
　　　情绪表达训练（　）　　　情绪控制训练（　）
基本概念识别训练：颜色（　）　数字（　）
　　　　　　　　身体部位意识（　）　形状（　）
听力训练：听辨力训练（音色、音量、速度、音源方向、音高）
　　　　　听力记忆训练（　）
视觉训练：观察能力训练（　）　眼手配合能力训练（　）

音乐能力：歌唱训练（ ）　　　　乐器演奏训练（ ）
　　　　　读谱训练（ ）　　　　即兴训练（ ）
　　　　　节奏训练（ ）　　　　音高训练（ ）
　　　　　身体放松训练（ ）　　娱乐闲暇能力训练（ ）
治疗项目：_____
_____

表8-1（参考"高天音乐治疗中心"评估用表）

长期目标：G1：_____
　　　　　G2：_____
　　　　　G3：_____
短期目标：O1：_____
　　　　　O2：_____
　　　　　O3：_____
治疗方法：奥尔夫音乐治疗方法；再创造式音乐治疗方法

表8-2

《第一阶段音乐治疗活动及目标》

活动名称	达到目标
例：《洋娃娃和小熊跳舞》	O1；O2

表8-3

《观察行为项目》

正向行为（需要增加的行为）	负向行为（需要减少的行为）
例：注意力	例：尖叫（次数）
例：参与活动	例：治疗中开门出去（次数）
	例：离开座位（次数）

表8-4（参考张乃文的儿童音乐治疗评估表而制定）

《个体行为频率及持续时间》

姓名：_____　　观察行为项目　离开座位

日期	1次	2次	3次	4次	5次	6次	7次	8次	9次	10次
例：2009年1月7日	例：5分钟									

表8–5

《单项行为团体治疗记录表》

观察行为项目：<u>例：自信心表现（次）</u>

治疗师：_____

行为量化方式：(0—10分;%；分钟)

日期＼姓名							
张三							
李四							

表8–6（参考"高天音乐治疗中心"评估用表而制定）

《个人多项行为观察记录表》

姓名：_____ 治疗师：_____

日期＼行为	记录方式						
注意力	（分钟）						
自信心表现	（次）						

附录1　249

表8-7（参考"高天音乐治疗中心治疗评估用表"）

《音乐治疗计划单》

日期：　　　　　治疗次数：　　　　　　治疗时间：

姓名：

长期目标：

短期目标：

活动内容：

治疗效果分析：

评估结果分析：

附录2

奥尔夫音乐治疗方法对孤独症儿童疗效的个案研究

摘要：本论文的目的是研究奥尔夫音乐治疗方法对儿童孤独症的治疗效果。本研究采用了两个被试（N=2），研究假设为：1. 奥尔夫音乐治疗方法可以明显改善这两名孤独症儿童在治疗中的社会交往能力；2. 奥尔夫音乐治疗方法可以有效改善这两名孤独症儿童日常生活中的社会交往能力。并根据孤独症儿童所表现的社会交往的特征，观察奥尔夫方法在以下几个方面的作用：主动语言；社会交往性语言；无意义语言；目光交流；不适当情绪反应；听从指令；参与活动；注意力集中；肢体接触；微笑。研究结果显示，两个被试均在社会交往性语言、注意力集中、听从指令这三项指数显示出相关性极其显著（$p<0.01$）。而在其他几项，双方分别有不同的显著性效果。显示了奥尔夫音乐治疗方法对改善这两名孤独症儿童的社会交往障碍是有效的。

但在其中一个被试的观察项目中，不适当情绪反应和无意义语言这两项没有显示有显著性效果。所以对奥尔夫方法在这两项靶症状的干预上，还有待于进一步研究。

关键词：奥尔夫；音乐治疗；孤独症

序 言

儿童孤独症是一类以严重孤独，缺乏情感反应，语言发育障碍，刻板重复动作和对环境奇特的反应为特征的疾病。据调查，加拿大的发病率为万分之十，美国为万分之四，日本为万分之七。我国尚未进行流行病学调查，据估计，我国大约有孤独症患儿50万名，约每1万名儿童中有2—4例，本症多见于男孩，男女比例为4—5∶1。

  到目前为止，科学家们仍然没有发现导致孤独症的真正病因。大量的研究推测，孤独症可能与遗传基因、胎儿期病毒感染有关。近年来有些研究者认为也可能与慢性汞中毒有关，但是这些研究都没有取得肯定的结论。

  儿童孤独症及相关发育障碍的早期诊断与早期干预在我国的整体水平还相当低，对儿童孤独症的治疗，大多采用药物治疗和教育训练相结合的方法。不过药物并非是治疗的根本，考虑到药物的副作用，如锥体外系反应、肝功能及心血管以及血象的异常，因此，治疗孤独症主要采用教育训练。

  我国的研究者正积极寻求各种治疗的方法来帮助孤独症患者，包括语言疗法、感官综合疗法、视觉疗法、听觉疗法等。在社会上也设立了一些治疗孤独症的机构，如星星雨教育研究所、北京医科大学第六附属医院等，在诊断与治疗方面都有一定的权威性。

  我从1999年开始，就跟随张鸿懿教授进行这方面的治疗研究。通过这3年与孤独症儿童的接触，我深深感触到了音乐对孤独症儿童所产生的作用。而在国外已经有系统的孤独症儿童音乐治疗机构，所以我决定在这方面进行更深入的研究，希望能为治疗孤独症寻求一条行之有效的道路。这两年，在高天教授的悉心指导下，我用奥尔夫的方法治疗儿童孤独症，取得了显著效果。这更增加了我对音乐治疗的信心，也希望通过本论文给治疗孤独症儿童一个新的思路。

文献综述

1943年由卡纳（Kanner）提出了儿童孤独症，并对其进行了定义。儿童孤独症是一组广泛性发育障碍，症状一般在儿童1周岁或2周岁时显现。但是孤独症又与一般的发育障碍不同，它有一些异乎寻常的行为。孤独症患者拒绝与人接触，极端孤僻，与人没有正常的交流能力，缺乏与亲人的依恋行为；对环境要求固定，不允许变化；行为刻板，常重复简单的游戏，并有恋物的特征；语言发育迟滞，在表达能力上有困难，并有刻板和无意义语言。这些患儿往往无视于人的存在，但对物体却有异常的偏好。虽然大部分孤独症患儿说话很早，但有一半或1/3的患儿在2—3岁时停止说话，甚至缄默（Kanner，1949）。

归纳其症状，主要表现为以下几个方面。

语言发展障碍：研究显示有50%的孤独症儿童没有正常的语言交流，有的甚至没有语言。即使有语言也是自言自语，无交流目的，常有刻板语言出现。

社会交往障碍：孤独症儿童往往在婴儿时期就表现出与人的不亲近，对父母没有表现出应有的依恋，面部也无情感表示，缺乏对周围人的意识，不与同龄小朋友一起玩耍，而对一些特殊的物体却有很强的依恋性。

认知障碍：孤独症儿童对具体的一些事物，没有获得在他相应的年龄所应有的概念。比如对颜色、数字、声音的辨别等。

感知觉障碍：对听觉、视觉、触觉、味觉以及整体与局部的区别，左右空间的概念，四肢的协调性，都有不同程度上的障碍。

关于孤独症的病因，在早期曾经被认为是患儿缺乏亲情关怀,或者是曾经受到某些事情的惊吓,导致孤独症。由于这些理论缺乏确切的根据,所以现在对病因的解释逐渐转移到病因学的角度。自1960年起,大量的研究认为,孤独症是一种脑功能发育障碍,这些症状表现在理解、认知和行为方面的迟滞和异常上(Baumann and Kemper, 1994)。奥尼兹(Ornitz)则认为,孤独症的症状主要表现在理解与行为的失调,他们的所有不正常行为都能被解释为是感官信息输入错误的结果。这些错误的感官模式导致了理解上的不连续性,这样可能令患儿对身边的感觉刺激过于敏感或无反应,对环境不能有稳定的感觉,所以产生异常行为(Qrnitz, 1974)。另有研究发现,1/4孤独症患儿的脑半球结构异常,主要表现在大脑皮层和边缘系统范围。同时,研究者发现感官系统和认知能力正好受这些系统的控制(Baumann and Kemper, 1994)。但直到目前为止,还是没有找到真正具有说服力的孤独症病因,因为这些理论都只能单一地说明行为异常的某一方面,但是孤独症的症状是体现在多方面的。

美国从1974年开始,对孤独症的治疗理念已从精神医学模式转到教育或发展模式。孤独症患者可以在公立学校的特殊课堂或常规课堂学习,并且兼顾到他们的特殊需要,学校和机构设立了针对这些患儿特点的有结构的教育课程,为他们提供学习、认知、行为的训练。最近20年教育项目的课程设置主要在以下五个领域进行:1. 在社会行为能力方面。减少不正常行为,建立社会交往意识。2. 在独立生活能力方面。进行最基本的生活能力训练,如穿衣、饮食等。3. 在感觉运动的发展方面。进行感觉和训练,提高患儿总的运动机能,加强他们在感官上的理解。4. 在认知能力的发展方面。加强阅读能力,练习拼写,了解基本常识。5. 在语言发展方面。训练理解和表达能力,模仿语言,学会基本的交流方式(Thaut, 1980)。

虽然孤独症患儿在认知、社会情感和人际交往方面的发展有很大障碍，但他们在某些方面，如记忆力、运动能力、音乐能力或空间概念上都显示出非凡的能力（William，1999）。大量的研究已经表明，孤独症儿童对音乐有不同寻常的兴趣，并显示出不同寻常的感受力和注意力，其中有些甚至是音乐天才。而音乐用于孤独症的治疗已经取得了显著的效果。以下一些研究者对孤独症儿童在音乐上的反应做了大量的研究。舍温（Sherwin）在1953年就已经发现了孤独症儿童对音乐有明显的反应。比如在音调的记忆，古典音乐片段的认知，演奏乐器、歌唱、聆听音乐上都显示出强烈的兴趣与能力（Thaut，1980）。普龙沃斯特（Pronvost）观察12个孤独症儿童达两年之久，发现他们对于音乐的反应与兴趣远远超过别的声音（Pronvost，1961）。奥康奈尔（O'Connell）曾经报告低功能的孤独症患儿在钢琴的演奏上有非凡的能力（O'Connell，1974）。布莱克斯托克（Blackstock）发现在语言和音乐之间，孤独症儿童比正常儿童更偏好于音乐（Blackstock，1978）。凯格尔（Koegel）注意到音乐在加强运动感官的刺激方面有积极的作用，并能减少自我刺激行为（Koegel，1982）。托特（Thaut）的研究表明，孤独症患儿对音乐听觉的刺激的反应，强于给予视觉上的刺激所产生的反应（Thaut，1987）。伯格曼（Bergman）和埃斯卡洛纳（Escalona）的研究显示，30个孤独症儿童中，只有一个对音乐没有表现出极大的兴趣。Tanguay在1976年有关大脑半球电生理研究的资料显示：尽管孤独症儿童的人际反应严重受损，但他们对一定的音乐形式和音乐刺激的反应却显示出他们的音乐功能并没有受损。

戈尔茨坦（Goldstein，1964）、史蒂文斯（Stevens）、克拉克（Clark，1969）、马尔伯格（Mahlberg，1973）、霍兰德（Hollander）和朱尔斯（Juhrs，1974）、萨柏斯顿（Saperston，1973）、施米特（Schmidt）、爱德华兹（Edwards，1976）、沃里克（Warwick，1995）这些治疗师的研究表明孤独症患儿通过音乐治疗，

在社会行为和人际关系上都有所改善。运动机能和肢体运用的想象方面也有所提高（Goldstein, 1964; Mahlberg, 1973; Saperston, 1973）。而且也有治疗师发现孤独症患者在交流能力上有所提高（Edgerton, 1994），语言功能也有改善（Litchman, 1976; Mahlberg, 1973; Saperston, 1973）。这些研究主要集中在以下几个领域进行：1. 提高总的运动机能；2. 增加集中注意力时间；3. 发展对身体的意识；4. 发展对自我的概念；5. 发展社会技巧；6. 发展语言和非语言的交流；7. 学习基本知识与概念；8. 消除刻板行为；9. 减少情绪上的焦虑和不稳定性；10. 训练感官的反应（听觉、视觉、触觉等）。运用的技巧有：1. 发声练习；2. 歌唱，并伴随身体运动；3. 舞蹈，律动和模仿技巧；4. 音乐游戏；5. 乐器演奏（即兴或模仿）；6. 音乐聆听（Thaut, 1980）。

音乐是多重领域的体验，它能影响人们的思想、身体和行为。对演奏者和聆听者都能带来行为上的变化。它能发展人对环境的意识，不管这个个体是正常的，还是有障碍的。音乐也有很大的灵活性，能适应人的不同受教育程度以及不同的文化背景。一些实验表明，音乐可以创造不同的交流渠道，适应不同的障碍。所以在孤独症的治疗上，音乐显示了异乎寻常的效果。根据一些资料显示，在孤独症的音乐治疗中，奥尔夫的方法有着很好的作用（Bruscia, 1987），但国内目前有关奥尔夫音乐教育的方法运用在孤独症治疗上的详细资料并不是很多。

奥尔夫音乐教育体系是当今世界最著名、影响最广泛的三大音乐教育体系之一。奥尔夫深受达尔克罗兹体系的影响，并在此基础上创造了他的音乐教育理念和全新的教育体系。奥尔夫的音乐教育原理也可以说是"原本性的音乐教育"。原本的（Elementarius），即属于基本元素的、原本素材、原始起点，适合于开端的。原本的音乐不只是单独的音乐，它和动作、舞蹈、语言紧密结合在一起，是人们必须自己参与的音乐。在这里人们不是作为听众，而是作为演奏者参与。这种原本的音乐是自然的，每个人都能学会和体验，尤其适合于儿童（奥尔夫，1963）。托马斯说，奥尔夫的思想是建立在人类学的基础上，从儿童的生理特点和兴趣爱好出发而产生的，儿童经过奥尔夫音乐教育体系训练后，获得了最初的社会交际能力（李姐娜，2000）。

奥尔夫原本性音乐教育的目的是在人"唯一起决定性作用的早期，去发展想象和体验的能力。儿童在早期所体验的开始，在他身上得以被唤起和培养的一切，对其毕生是起决定性作用的，有很多能力可能在这些年头被搁浅而得不到发展"。对于在人的发展中来说，接触自然的、原本性的东西能起到一种协调的作用，也具有一种对心灵亏损病症的疗效作用（李姐娜，2000）。

奥尔夫音乐治疗方法是在奥尔夫音乐教育体系的基础上建立的。格特鲁德（Gertrude Orff）、卡罗尔（Carol Bitcon）和耶加德（Iemgard Lehrer-Carle）根据卡尔·奥尔夫（Carl Orff）的音乐教育思想，发展了系统的奥尔夫音乐治疗方法。在音乐治疗多年的临床实践中，取得了很好的效果（Bruscia，1987）。

奥尔夫音乐治疗的活动方式有声音（或口头）练习；乐器的应用；肢体运动；语言的练习（Bruscia，1987）。

声音练习：发声，唱歌，合唱。它可以是有声或无声的，有音高或无音高的，言语或非言语的，有意义语言或无意义语言，节奏或非节奏的。通过这些练习能引发患儿触觉、神经觉和听觉的反馈。

乐器：运用乐器的方式有敲、打、摇、拉、吹、弹。病人可随意地操纵乐器令其出声，如随意敲打，并不强调乐曲的旋律或节奏，更多的是在于参与。通过这些活动，可引起触觉、神经觉和听觉的反馈。

肢体运动：身体不同部位的运动。活动由手势符号、表达运动、舞蹈构成。通过拍击、跺脚、捻指等多种方式达到运动。它能引起在触觉、神经觉的刺激与反馈。

语言：运用诗歌、戏剧、故事来进行练习。

其他艺术方面：绘画、写作、雕塑、捏泥等一些艺术形式。

格特鲁德认为音乐治疗的目标是"给患者创造一个很好的音乐环境。在这个环境里，他们能表达自我的情感，拥有正常人的体验，并获得与他人一起演奏音乐的机会"。在这里，人们要达到三种基本体验：1. 有能力去发扬自己的个性，发展基本意识（辨别能力、相互联系、敏感度、感觉对比）；2. 体验社会生活的能力（发展聆听他人的技巧、对他人的容忍能力、反应能力）；3. 体验物质世界的能力，理解并能控制物质世界（对物体、时间和空间的概念）。舒尔伯格（Schulberg）分析出了奥尔夫方法通常能达到以下一些目标：节奏意识的加强；身体的应用；相互交流能力的提高；小组成员之间相互反应的能力；相互合作的能力；集体参与意识的加强和娱乐的能力（Bruscia，1987）。

本实验的目的在于，观察奥尔夫音乐治疗方法在提高这两名孤独症儿童社会交往方面的作用。本研究的假设为：1. 奥尔夫音乐治疗方法可以明显改善两位孤独症儿童在治疗中的社会交往能力；2. 奥尔夫音乐治疗方法可以有效改善两位孤独症儿童日常生活中的社会交往能力。本次研究中可使用的奥尔夫音乐治疗方法包括：语言交流技能练习、乐器演奏、肢体运动。本次研究中由于样本小（N=2），所以采用单一系统研究方法，对两个被试做个案报告。

被试背景

在这个小组中，我选了两个孤独症儿童作为被试。这两个被试的问题主要都集中体现在社会交往上，无法与同龄小朋友正常交流，下面简单介绍被试的具体症状。

刘×，男，6岁，语言发音不清晰，缺乏交流性语言，与他人没有交往意识，不服从老师和家长的指导，存在刻板语言和行为。例如，经常无意义地哼唱，情绪不稳时常常自言自语，或反复模仿听过的故事。处于兴奋状态的时候，经常把双手举在眼前晃动。

张××，男，5岁。1岁之前发育正常，活泼，喜欢与人打招呼。2岁以后，出现不爱与人交流、语言上鹦鹉学舌状；在集体生活中，不能与别的小朋友玩耍，不主动说话，注意力不能集中；在家中基本上不主动提要求，一天中烦躁的时间多，脾气急，哭闹频繁。

这两个被试在其行为特点上都呈现出典型的孤独症症状，特别是社会交往障碍为他们的共同症状。在本研究前，我对张××曾进行过为期大约一年半的个体音乐治疗，治疗主要解决他的语言和合作交往方面的问题。运用的方法有，演唱歌曲、演奏乐器、肢体运动等方式，并没有系统地采用奥尔夫音乐治疗方法。经过治疗后，患儿的症状得到了一定的改善。本研究的治疗目标主要集中在患儿的社会交往障碍方面，患儿的其他症状均不在本研究的目标之内。在本研究的过程中，患儿并没有接受其他的治疗方式。

方　　法

一、材料

本研究所使用的奥尔夫音乐治疗方法有：1. 语言交流技能练习；2. 乐器演奏；3. 肢体运动。

1. 语言交流技能练习：语言交流是进行社会交往的主要方式。根据利奇曼（Litchman）、马尔伯格（Mahlberg）、萨伯斯顿（Saperston）在1976年的研究发现，通过音乐治疗，孤独症患者在交流能力上有所提高，语言功能也有所改善。笔者通过训练被试念唱儿歌、演唱简单的歌曲来提高他们的语言功能。

2. 乐器演奏：在音乐中，乐器是他们表达情感和与环境产生联系的方式。朱莉特·阿尔文（Juliette Alvin）的研究显示，孤独症儿童更愿意与物体建立关系，演奏乐器对他们来说是很愉快的事情（1991）。乐器的演奏方式有敲、打、摇、拉、吹、弹。患儿可随意地弹奏、敲击。在这里更多的是强调个体的参与，而不是音乐本身审美价值。在乐器演奏的过程中，能让患儿体验集体参与的意识，从而达到互相交流的目的。在治疗中，患儿演奏的乐器主要有鼓、散响乐器、木琴、钢片琴等。

3. 肢体运动：即患儿跟随音乐进行身体不同部位的运动。格特鲁德认为通过拍击、跺脚、捻指等多种方式的肢体运动，能提高患儿在触觉、神经觉的反馈，并提高自我表达能力，发展与外界的联系（Bruscia，1987）。活动方式有拍击、跺脚、捻指、跑、跳、摇摆身体等，通过这些方式来达到身体的运动。患儿在活动中，有互相身体的接触，以及相互的关注，通过这方面的活动，能发展对他人的意识以及相互合作的能力。

二、器材

国产奥尔夫乐器一套，包括有固定音高乐器和无固定音高乐器。

1. 无固定音高乐器分为四大类。

皮革类：各种鼓击乐器。声音低沉，音量较大。

木质类：单、双响筒，木棒、木鱼等。声音清脆、明亮。

金属类：三角铁、碰铃。声音连绵，清脆。

散响类：沙锤、串铃。音量小，声音散，有延长音。

2. 有固定音高乐器。

音条琴（木质的高音、中音、低音木琴和金属的高音、中音、低音铝板琴,还有声音清脆的小钟琴);吹奏乐器(竖笛);钢琴;吉他。

三、实施过程

每堂课为 45 分钟,一周一次。每次两被试同时参加。由一名助手对他们进行独立行为观察记录。

音乐活动包括:

1. 肢体动作(音乐舞蹈和音乐游戏)。

(1)音乐舞蹈。目的:启发身体自然律动的潜能,训练反应能力,提高注意力和相互的合作能力。

 A.《拍手舞》

  患儿先跟随治疗师做声势(拍手),等患儿比较熟悉音乐以后,逐渐发展为两人互相做不同动作。

 B.《一二三四五六七》

  患儿先与治疗师手拉手边唱边走;先向前走四拍,再向后走四拍。在乐曲结束时,马上找到一个好朋友,互相握手或拍手。

(2)音乐游戏。目的:是发展被试对他人的意识,提高相互的合作能力。

 A. 听信号找朋友

  治疗师先播放一段音乐,停止的时候,发出指令让被试做出动作。

 B. 组字,即要求被试用身体摆出不同的数字和汉字。

  治疗师先示范一遍造型,被试观察。在治疗师的帮助下,被试用自己的身体摆出数字。最后治疗师鼓励被试相互进行组合,摆出更丰富的数字。

C.《摇小船》

两人一组,坐在地毯上,由一人抱着另一人。治疗师边念歌谣边晃动被试的身体。并加上乐器的伴奏,演唱《摇小船》。最后,小组人员交替,鼓励被试相互之间的交流。

2. 歌唱、歌谣卡农:本活动的目的是提高语言能力。

格特鲁德认为语言的训练,需要各方面的支持,创造一个良好的语言环境。如有想象力的、带有视觉支持和有节奏的语言训练(1974)。

(1)语言节奏训练《大西瓜》。大西瓜| 圆又圆| 切开变成| 两大碗| 你吃一大 碗| 我吃一大 碗 | 留下空 碗 | 当小船 — ‖

(2)歌曲演唱《其多列》。治疗师先带领被试念两遍歌词,并辅以声势动作。在被试演唱的时候,治疗师加上简单的舞蹈动作。

3. 乐器演奏:目的是以一种非语言的方式,鼓励儿童参加小组活动。

格特鲁德认为通过乐器的应用可以鼓励儿童加入小组活动,孤独症患儿通过乐器与他人发展关系,能更令他感到安全一些(1974)。

(1)《你好歌》。该曲在每次开始治疗时演唱,演唱时治疗师要与孩子进行目光交流,并有适当的肢体接触。被试在治疗师的帮助下,在乐器上演奏此曲的旋律。

(2)《再见歌》。此曲同《你好歌》一样,也是前期治疗一直使用的乐曲,但是使用在治疗结束的时候,治疗师要求被试在音条琴上演奏。

(3)《名字歌》。治疗师先一对一的问唱被试,演唱时要求对方有目光交流。在被试已经能与治疗师对答后,加上乐器的演奏。最后治疗师要求被试之间进行问唱,并发展到乐器上的问答。

（4）手指游戏。治疗师用三个手指代替三个音符（如：大拇指—do；食指—re；中指—mi）治疗师示范几遍后，唱出音名，让学生来找音，指出是哪一个手指；被试熟悉几个音名后，治疗师可以打乱顺序和变换不同节奏；最后用有音高的乐器演奏所编的儿歌。

四、观察评估方法

根据托特的研究显示，孤独症儿童的社会交往障碍表现在语言和社会情感两个方面（Thaut，1980）。

语言障碍：

1. 缺乏社会性模仿（如与人招手说"再见"）。
2. 不会组织语句。
3. 人称代词混乱（不分"你""我"）。
4. 缺乏主动语言。

社会情感障碍：

1. 情感淡漠，缺乏社会性的微笑，缺乏目光对视，对人特别是对亲人，没有依恋的表现。
2. 情绪障碍，经常无故发脾气或大笑。对环境的刺激，面部表情反应不适当。
3. 与同龄儿童交往障碍，与同龄人显出不同的兴趣。如对玩具没有兴趣而宁愿独自不停地摆弄物体（例如不停的转台灯，拧开关），重复无意义的行为。
4. 行为障碍，有刻板行为，不容许环境的改变。比如，房间的摆设不容许变化，走路要求固定的路线。

根据以上孤独症儿童所表现的社会交往的特征，本人决定从以下几个方面对他们的靶症状行为进行评估。

A. 语言障碍

1. 主动语言次数。在没有治疗师提示的情况下，患儿主动表达思想或提出要求（积极行为）。

2. 社会交往性语言次数。与他人进行社会交往过程中使用的礼节性语言（积极行为）。

3. 无意义语言的次数。患儿反复出现与当时环境无关的、没有任何意义的语言（消极行为）。

B. 情感障碍

1. 目光交流的次数。与他人进行持续两秒钟以上的对视为一次（积极行为）。

2. 不适当情绪反应的次数。没有原因的突然发脾气或大笑（消极行为）。

3. 微笑的次数。在治疗活动过程中，患儿情感的表达（积极行为）。

C. 社会适应能力

1. 听从指令的次数。在治疗师的指令下，患儿所进行的活动（积极行为）。

2. 参与活动的时间。在治疗活动过程中，患儿参加活动的时间（积极行为）。

3. 注意力集中的时间。在治疗过程中，患儿集中注意力的时间（积极行为）。

4. 肢体接触的次数。在治疗过程中，患儿与他人身体上接触的次数，如握手等（积极行为）。

5. 不适当情绪反应的次数。患儿突然大哭或大笑，或长时间的重复一个简单无意义的活动，如不停地转圈等（消极行为）。

评估的方法为在每次治疗过程中追踪观察记录。最后用 T 测验的统计学方法，检验被试的变化与治疗次数之间的相关系数是否具有显著性意义。

本研究参考比特肯（Bitcon）的"奥尔夫治疗行为观察表"（Bitcon's Behaviol Checklist for Orff-Schulwerk），并结合本研究目

的和治疗目标,特制定出行为观察量表一份,作为本研究对两个患儿行为变化的主要依据(见表1、表2)。另外,本研究使用北京大学医学院精神卫生研究所提供的《孤独症行为检查表》(见附件1)对两个患儿做前测和后测,分别由患者的家长亲自填写,作为行为观察结果的对照评价。并观察患儿在治疗室中的行为变化对其日常生活中行为的影响,即治疗效果的泛化作用。

结果和讨论

表1

刘×治疗效果分析

治 疗 次 数

观测项目	一	二	三	四	五	六	七	八	九	十	十一	十二	十三	十四	十五	十六	十七	相关系数(r)及显著性
主动语言(次)	0	1	2	2	1	1	0	2	1	3	1	2	1	1	2	5	3	0.5369 **
交流性语言反应(次)	0	2	1	3	0	2	2	2	3	3	3	3	5	6	7	6		0.8726 ***
无意义语言(次)	2	4	3	1	1	2	4	2	0	3	1	3	2	3	2	2	2	−0.0922
听从命令(次)	2	3	6	6	3	4	5	4	6	5	2	8	6	7	8	9	10	0.7401 ***
微笑(次)	0	0	0	2	1	0	1	0	1	0	2	0	4	0	1	3	4	3	0.6241 ***
肢体接触(次)	3	3	5	5	4	4	6	5	5	5	4	7	5	8	7	8	8	0.8273 ***
目光观视(次)	1	1	0	2	2	0	2	1	2	3	4	3	6	0	2	2	4	5	0.5781 **

续表

不适当情绪反应(次)	2	0	1	0	0	0	3	3	0	0	0	0	0	0	1	0.2675
注意力集中(分钟)	9	11	23	38	32	34	18	27	38	38	23	37	24	32	36	38	41	0.6139 ***
参与活动(%)	20	30	65	90	80	82	60	70	90	80	75	85	70	85	90	90	95	0.6826 ***

说明：***表示 p（概率）< 0.01，相关性极显著；**表示 < 0.02 ~ 0.05，相关性显著；* 表示 p < 0.1，相关性尚显著；无 * 号表示不显著。

根据表1治疗效果分析图显示，刘×在交流性语言反应的次数、注意力集中的时间、参与活动、听从命令、微笑与肢体接触的次数，显示出与治疗次数的相关性极其显著（p < 0.01）。而主动语言与目光对视的次数与治疗的次数相关性也较显著（p < 0.05）。随着治疗次数的增加，前面所提到的这几项都是呈上升趋势。交流性语言反应在前六次波动很大，直到从第10次开始才趋于稳定，到第14次的时候上升到一个新的高度。注意力集中这一项，在前六次都是一个明显上升的趋势，但是到第7次的时候又回到低于第3次的水平（原因可能与被试当日发烧有关）。而第10次与第13次之间，上下的波动幅度也是相当大的，直到第14次开始趋于稳定上升。参与活动的时间从第1次到第4次直线上升，之后一直趋于稳定。听从指令和微笑的次数起伏一直是很大的，到了第14次后开始稳定上升。由此可见，除了参与活动这一项，其他几项观察内容的上下波动幅度都比较大。并且这几项内容是紧密联系在一起的，其中一项的变化可能影响着另一项。该被试基本上从第10次才开始趋于比较稳定的发展。但是该被试的无意义语言和不适当情绪反应这两项没有显示出有显著性效果，显示出以上我所用的方法可能在这两项观察内容的干预效果有限。

表2

张××治疗效果分析

治 疗 次 数

观测项目	一	二	三	四	五	六	七	八	九	十	十一	十二	十三	十四	十五	相关系数(r)及显著性
主动语言(次)	2	4	3	2	4	5	2	2	3	5	3	3	3	2	4	0.0603
交流性语言反应(次)	3	4	2	3	3	5	5	3	3	4	4	4	7	7	7	0.7277***
注意力集中(分钟)	32	36	32	38	38	36	32	38	36	41	38	40	38	42	44	0.7670***
参与活动(%)	85	85	75	90	90	85	70	95	85	90	90	95	92	100	100	0.6322**
听从命令(次)	5	7	4	5	5	5	4	5	6	6	5	10	9	9	10	0.7472***
微笑(次)	2	3	2	3	3	3	2	3	3	4	3	5	2	3	4	0.4725*
肢体接触(次)	5	6	5	6	6	4	5	5	5	6	6	6	6	8	9	0.6025**
目光对视(次)	3	4	3	4	4	4	5	5	4	5	4	6	6	7	8	0.8918***

说明：＊＊＊表示 p（概率）<0.01，相关性极显著；＊＊表示<0.02～0.05，相关性显著；＊表示 p<0.1，相关性尚显著；无＊号表示不显著。

表2显示，张××的治疗次数是15次，他在交流性语言反应、注意力集中、听从指令和目光对视这几项与治疗次数都显示相关性极其显著（p<0.01）。参与活动与肢体接触这两项与治疗次数的相关性较显著（p<0.05）。微笑的相关性尚显著（p<0.1）。主动语言次数的上下波动幅度比较大，而且没有显示有显著性效果，而其他几项都呈现稳定上升的趋势。

相比较这两个被试,由于张××属于轻度的孤独症症状,较刘×的症状轻。图表显示他的功能指标高于刘×。但是刘×的症状改变与治疗次数的相关性较张××为显著。刘×达到极显著的项目有6个,而张××则有4个项目达到极显著。从刘×与张××的效果图来看,双方分别在交流性语言反应、注意力集中、听从指令这3项指数显示出相关性极其显著,而在其他几项,双方各有不同的显著性效果或无显著性。因此,本研究的第一个假设,即奥尔夫音乐治疗方法可以明显改善孤独症儿童在治疗环境中的社会交往能力,基本得到支持。

我们现在再通过《孤独症行为检查表》前测和后测的结果对比,来看看奥尔夫音乐治疗干预对被试日常生活中的症状表现的影响。

刘×孤独症行为检查表

	感觉	交往	躯体	语言	自理	总分
治疗前	14	16	11	16	8	65
治疗后	10	10	0	13	4	37

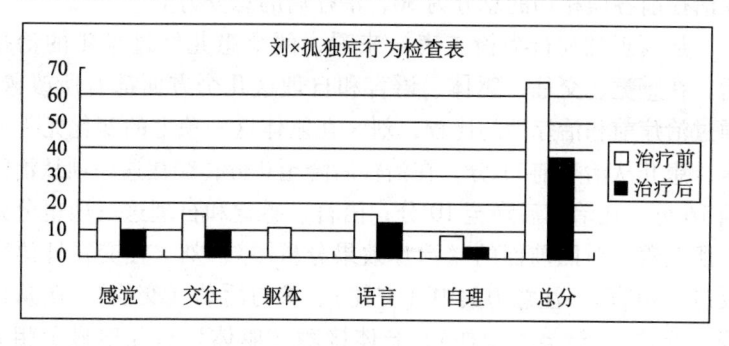

图 1

张××孤独症行为检查表

	感觉	交往	躯体	语言	自理	总分
治疗前	7	11	7	7	4	36
治疗后	0	0	7	0	4	11

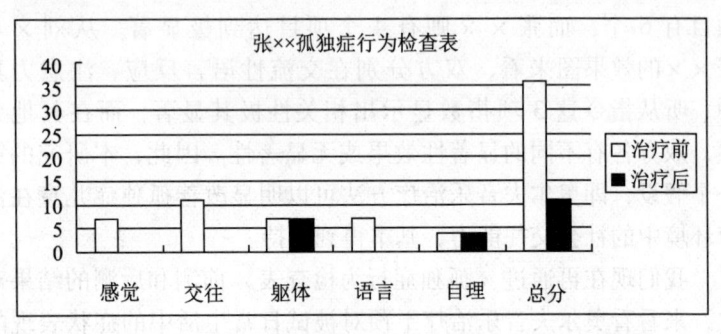

张××孤独症行为检查表

图 2

　　在此图中，被试的分数越低，他的行为模式就越接近正常。刘×在治疗前各项相加的总分为65，治疗后的总分为37；张××在治疗前各项相加的总分为36，治疗后的总分为11。

　　从《孤独症行为检查表》来看，两个患儿经过半年的治疗后，在感觉、交往、躯体、语言和自理这几个方面都有所改善。通过治疗前和治疗后的比较，刘×在躯体这一项上的变化尤为显著，患儿从治疗前11分，在治疗后降至0分；交往这一项从治疗前16分，在治疗后降至10分；语言、感觉和自理这三项也分别有所改善。对照前面的《治疗效果分析图》，刘×在交往性语言反应（语言）、注意力集中（交往）、参与活动（交往）、听从命令（交往）、微笑（交往）、肢体接触（躯体）这几项显示相关性极其显著。而主动语言（语言）和目光对视（感觉）显示相关性显著。由此可见，患儿在治疗室中的行为变化与治疗室外的行为变化基本上一致。

　　张××的《孤独症行为检查表》显示，被试在语言、交往、感觉这3项的变化极其显著,但是在自理与躯体这两项上没有变化。他在《治疗效果分析图》中交流性语言性反应(语言)、注意力集中(交往)、听从命令(交往)、目光对视(感觉)这几项上显示相关性极其显著。肢体接触(躯体)和参与活动(交往)的相关性为显著。

通过比较这两个患儿的《孤独症行为检查表》和《治疗效果分析图》的观察结果,我们可以看出患者在治疗室里的治疗效果能直接泛化到生活中去。因此,本研究的第二个假设,即奥尔夫音乐治疗方法可以有效地改善这两名孤独症儿童在日常生活中的社会交往能力,也基本得到支持。

通过这次的研究显示,奥尔夫方法在两名孤独症儿童上的治疗效果是显著的,尤其是在改善交流性语言反应、注意力集中、听从指令、肢体接触、参与活动、目光对视这几项上都有非常显著的效果,这些对改善被试的社会交往能力,都有相当意义。在微笑和主动语言这两项上,两个被试的观察效果有差距。在微笑这项上,刘×的数据显示为极其显著($P<0.01$),而张××的数据显示是尚显著($P<0.1$)。主动语言这项,刘×的数据显示相关性显著($P<0.05$),而张××的数据显示无显著性。由于两个被试的数据有差距,所以对使用奥尔夫方法改善这两名孤独症患儿微笑和主动语言方面,还需要有更多的研究结果来确定,可能存在较大的个体差异。在治疗过程中,刘×的无意义语言一直没有得到很好的改善。患儿即使在集中注意力参与活动的时候,也会有无意义语言的出现,而在他情绪状态不稳定的时候,出现的频率更高。从治疗开始一直到结束,这方面一直未得到很好的改善。本人也曾与患儿的父母进行交流,他们表示这一直是患儿长期出现的主要症状,大概已经持续3年之久,症状时轻时重。在患儿出现无意义语言时,他们采取的方式一般是呵斥,严厉制止,虽然患儿在家长面前减少了无意义语言的次数,但并没有改

变其症状，相反会在其不注意的情况下，出现更多的无意义语言。笔者曾多次要求家长采取转移注意力的方式，而不是压制的方式，但是未得到很好的配合。所以，对这项的观察结果可以分析两个可能性。第一是奥尔夫的方法在这一方面的干预作用有限，不能很好的干预患儿的无意义语言；第二是由于患儿的家长态度过于严厉，压制了患儿的这方面需要，反而造成患儿更强烈的欲望。而治疗室是让患儿较安全的环境，所以成了他宣泄的一个场所，笔者认为对于这方面，需要做更进一步的研究。

本人在治疗过程中的体验

本人在对孤独症为期6个月治疗过程中，伴随着成功与失败的治疗体验。在不成功的治疗中，被试的身体状况是很大一部分原因。最明显的是刘×的第7次和第13次的治疗，被试发高烧直接影响到他的治疗效果。本人认为，治疗师应事先与家长提出要求，即在被试良好的身体状态下才进行治疗。在治疗过程中，治疗师应该很敏感患儿与音乐、与治疗师以及与别的儿童之间的反应。在治疗中，治疗师有可能会反复使用同一首乐曲，而被试听乐曲的每次反应可能是不一样的。第一种情况是患儿对曲子没有任何反应。在这种情况下我会使用2—3遍，努力诱发被试的兴趣，被试有可能会在第二遍后开始有所反应，如跟随治疗师做出相应的动作。但也有可能在第三遍还不表现出任何配合。在这种情况下我会适当的调整方式，但是不变换音乐，但基本上要是三遍后还是无效的话，我会在本次治疗中放弃这个活动。第二种情况是患儿对音乐活动有轻微的反应。这时治疗师要努力引发患儿的兴趣，在每一遍的重复过程中都变换不同的方式，有可能其中的一种方式能抓住患儿的兴趣点。第三种情况是患儿对乐曲有强烈的兴趣。他有可能自己会创造一些动作或非常服从的跟随治疗师做活动。但在反复使用几次后，他会对乐曲突然表现出强烈的反感，如用手捂住耳朵，嘴里反复说"不要听×××"（乐曲名）。一般这时候治疗师要特别注意被试的反应，如果反应特别剧烈，我会停止放这段音乐，先做一些别的活动，稍后再进行尝试，如果被试还是相同的反应，我就会放弃。但有一点不同的是，我持续使用《你好歌》《再见歌》将近一年半的时间，被试从来没有出现过烦燥情绪，包括《名字歌》使用的次数都是很多的。这方面我还有待进一步研究，即为什么患儿会对某些歌曲产生强烈的情绪反应，而对另一些歌曲能一直保持接受的态度。这种情况不排除个体差异性，但在我这几年治疗过程中，有 2/3 的被试出现过以上情况。

　　Gertrude 认为奥尔夫音乐治疗目标与人本主义治疗很相似。从她强调的三种体验中可以看出类似于存在主义的目标。即患者先与物理世界产生联系；再与自我产生联系；最后与他人产生联系（Bruscia，1987，P227）。Gertrude 认为在治疗过程中，治疗师要等待时机接近患儿，不要有强制性。所以在对孤独症的治疗中，本人尤其注意了同步原则（Gatewood，1921，P48）。孤独症患儿的自我封闭，其实是与外界的不同步，从而出现拒绝与人交往、拒绝交流（即没有交流的欲望导致言语发育迟滞）、情感淡漠等特征。当他们开始与外界脱节后，他们内心的痛苦就会用种种不同的方式表现出来。这种表现方式可能是恋物、刻板、情绪障碍。所以虽然同样是孤独症患儿，他们所表现出来的症状是各种各样的，而孤独症的特殊性也就体现在这里。但我在前面也提到了，专家研究显示有 90% 的孤独症患儿对音乐有良好的感受能力。音乐治疗也就是充分利用这一点，治疗师先让音乐与患儿同步，患儿接受音乐的同时，治疗师也在慢慢地接触患儿，在音乐与患儿同步的基础上做到治疗师与患儿的同步。在这里所提及的同步其实也可以说是一致，例如，许多孤独症患儿来到一个新环境，会用奔跑来表示他内心的不安。治疗师这时要做的不是阻止他奔跑，而是用音乐为他的步伐伴奏。患儿可能在最初毫无反应，但治疗师要坚持。在伴奏的时候可以通过变换音量、音色以及速度来吸引患儿的注意力。这时治疗师要对患儿的反应非常敏感，观察患儿的每一个表情，并找到他的兴奋点。在患儿已经适应音乐后，治疗师再慢慢开始改变音乐，让患儿跟着音乐走。一般患儿注意到音乐的同时，也注意到了治疗师。而在他接受音乐的改变时，也是开始接受治疗师的存在。这就基本上完成了第一步，一般这个建立关系的时间是比较漫长的。在本实验研究中，两个患儿都有前期治疗的历史，尤其张××与我已经建立了良好的治疗关系，所以这对短期的实验研究能出现以上的显著性效果是有很大帮助的。

本研究的目的，是观察奥尔夫方法在提高孤独症儿童社会交往能力上的作用。在本研究之前，本人也接受了严格的奥尔夫专业培训。奥尔夫强调音乐的原本性，坚持以人为本的原则，把人还给自然，从人最根本的需要出发（Gertrude, 1974）。并以最简易的方式让人们获得音乐所带来的最大快感。从他的方法和乐器上都能充分体现出来。如发声练习中，并不限制人的嗓音，而是让人们充分发挥自己的想象力和创造力，去表现自己嗓音最自然的状态；它的乐器，都是在简单、易操作的基础上来设计的，同时又能表现出丰富的和声；动作教学中的声势，通过身体动作来发出声响，肢体运动的活动安排上，加强了人对自己身体的认识，从感性出发来认识自己的身体，以及即兴这些方式都体现出充分尊重了人本原则，真正从人的内心需要出发，并以最自然的状态表现出来，这其实是与人的一种真正同步。儿童在活动中充分发挥了自己的天性，并且很快的参与到音乐中去，免去了高难度技巧的一些训练。

所以奥尔夫方法的这种同步性，回归人本的原则，最能适用于孤独症患儿。在活动中，尊重了这类特殊患儿的需要，给予他们很大的空间，让他们与音乐同步的同时，逐渐达到与人的同步。通过音乐这扇未关闭的窗户来打开其他关闭的窗户。

本人经过 4 个月的孤独症治疗研究，总结出几点奥尔夫音乐治疗方法运用在孤独症治疗时的特点。

在节奏方面，一定要简单，而且是重复性的节奏。一般 2/4 拍子的节奏，能够很快地让患儿掌握，尤其是像 | × × × 的节奏型，或者是 × × × | × × × 的节奏型，都特别容易吸引患儿的兴趣，并且很容易参与到活动中来。速度一般稳定在每分钟 80—100 拍。

最好采用单二部曲式的音乐（ABABAB），并多次反复。患儿容易记住乐段，找到规律性，同时也有安全感。

因为孤独症患儿特别容易分散注意力，在他们的头脑中没有一个秩序的概念。所以在上课之前一定要做好一切准备工作，严格建立被试上课与下课的概念。课中活动的安排要紧凑，每个活动之间的间歇不要超过 1 分钟。

治疗师要随时观察患儿的接受能力，要根据患儿的情况来随时变换方式。若两个不同程度的患儿在一起，需要根据他们的不同程度来安排在小组中的活动。如在一个活动里，安排症状较为严重的患儿做简单的操作，而安排症状轻的患儿做比较复杂一些的操作。这样可以避免症状程度不同的患儿在治疗中的受挫感和枯燥感。

患儿的身体状况与他们在治疗中的表现有极大的关系。比如刘×在第 7 次和第 13 次治疗的时候发高烧，导致他在治疗中无法集中注意力，评估分数直线下降。治疗师应考虑在这种情况下暂停治疗。

治疗中采用的歌曲不要太生僻，尽量采用患儿熟悉的词语，这样可以让他们进入的更快,更容易引发兴趣。

有一些曲目,只要在患儿没有反感的情况下,一定要重复使用。

(论文指导教师:高天;于2005年10月全国第七届音乐治疗大会论文评选荣获二等奖)

参考文献

1. 李妲娜:《走向未来的音乐教育》,第159-161页,海南出版社,2000年。

2. Bruscia, Kenneth. E. 1987. Improvisational Models of Music Therapy. Charles C Thomas Publisher. P220-236.

3. Bergman, P., and Escalona, S. Unusual sensitivities in very young children. *Psychoanalytic Study of the Child*, 1949, 3, 4, 333-352.

4. Baumann M. L., and T. L. Kemper. 1994. Neuroanatomic observations of the brain in autism. In *The neurobiology of autism*, edited by M. L. Bauman and T. L. Kemper, 119-145. Baltimore: Johns Hopkins University Press.

5. Blackstock, E. G. 1978. Cerebral asymmetry and the development of early infantile autism. *Journal Autism and Childhood Schizophrenia*8: 339-353. *Diagnostic and Statistical Manual of Mental Disorders* IV (DSM IV). 1994. Washington, DC: American Psychiatric Association.

6. Edgerton, C. 1994. The effect of improvisational music therapy on the communication behaviors of autistic children. *Journal of Music Therapy* 31: 31-62.

7. Gatewood, E. L. 1921. The psychology of music in relation to anesthesia. *American Journal of Surgery*, *Anesthesia Supplement* 35:

47 – 50.

8. Goldstein, C. 1964. Music and creative arts therapy for an autistic child. *Journal of Music Therapy* 1: 135 – 138.

9. Hollander, F. M. , and P, D. Juhrs. 1974. Orff-Schulwerk, an effectice treatment tool with autistic children. *Journal of Music Therapy* 11: 1 – 12.

10. Juliette, Alvin. 1991. Music Therapy for the Autistic Child. *Oxford University Press.* 12.

11. Kanner, L. Problems of nosology and psychodynamics of early infantile autism. Amer. J. *Orthopsychiat.* , 1949, 19, 416 – 426.

12. Koegel, R. L. , A. Rincover, and A. L. Egel. 1982. *Educating and understanding autistic children.* San Diego: College Hill.

13. Lansing, M. , and E. Schopler. 1978. Individualized education: A public school model. *In Autism: A reappraisal of concepts and treatment*, edited by M. Rutter and E. Schopler, 439 – 452. New York: Plenum Press.

14. Litchman, M. D. 1976. The use of music in establishing a learning environment for language instruction with austic children. Ph. D. Diss. , State University of New York at Buffalo.

15. *Dissertation Abstracts International* 37: 4992A. (University Microfilms no. 77 – 3557.)

16. Mahlberg, M. 1973. Music therapy in the treatment of an autistic child. *Journal of Music Therapy* 10: 189 – 193.

17. Orff, . Gertrude, 1974. The Orff Music Therapy. *B. Schott's Sohne, Mainz Schott Music Corporation, New York. P*23, 38.

18. O'Connell, T. 1974. The music life of an autistic boy. *Journal of Autism and Childhood Schizophrenia* 4: 223 – 229.

19. Ornitz, E. M. 1974. The modulation of sensory input and mo-

tor output in austic children. *Journal of Autism and Childhood Schizophrenia* 4: 197 - 216.

20. Ornitz, E. M. 1987. Autism. *In Encyclopedia of neuroscience*, edited by G. Adelman, 92 - 93 G. Boston: Birkhaeuser.

21. Pronovost, W. 1961. The speech behavior and language comprehension of autistic children. *Journal of Chronic Diseases* 13: 228 - 223.

22. Rimland, B. 1964. *Infantile autism.* New York: Appleton-Century-Crofts.

23. Saperston, B. 1973. The use of music in establishing communication with an autistic mentally retarded child. *Journal of Music Therapy* 10: 184 - 188.

24. Schmidt, D. , and J. Edwards. 1976. Reinforcement of autistic children's responses to music. *Psychological Reports* 39: 571 - 577.

25. Schopler, E. , and G. B. Mesibov, eds. 1984. *The effect of autism on the family.* New York: Plenum Press.

26. Stevens, E. , and F. Clark. 1969. Music therapy in the treatment of autistic children. *Journal of Music Therapy* 1 of 6: 98 - 104.

27. Tanguay, P. (1976). Clinical and electrophysiological research. In E. R. Ritvo (Ed.), *Autism: Diagnosis, current research and management.* New York: Spectrum Publishers.

28. Thaut, M. H. 1980. Music therapy as a treatment tool for austic children. Unpublished master's thesis, Michigan State University, East Lansing, MI.

29. Thaut, M. H. 1983. A music therapy treatment model for autistic children. *Music Therapy Perspectives* 1: 7 - 13.

30. Thaut, M. H. 1987. Visual vs. Auditory (musical) stimulus preferences in autistic children: A pilot study. *Journal of Autism and Development Disorder* 17: 425 - 432.

31. Warwick, A. 1995. Music therapy in the education service: research with autistic children and their mothers. *A In The art and science of music therapy*: handbook, edited by T. Wigram, B. Saperston, and R. West, 209 - 225. Chur, Switzerland: Harwood Academic.

32. William, B. Davis, Kate, E. Gfeller and Michael H. Thaut. . *An Introduction to Music Therapy*. McGraw_ Will College, 1999. 163 - 171.

33. BENDA, C. Developmental disorders of mentation and cerebral palsies. New York: Grune & Stratton, 1952.

34. Mahler, M. , Furer, M. , and Settlage, C. F. Sever emotional disturbances in childhood : psychosis. In S. Arieti (Ed.), *American handbook of psychiatry*. New York: Basic Books, Inc. , Publishs, 1959. Pp. 816 - 839.